身の維新

田中聡

AKISHOBO

身の維新

目次

序　医師たちの幕末維新　004

第一章　国を治す戦へ　007

一　古の医道を求めて……008
二　すべての医薬は皇国から……023
三　活きている身の理……031

第二章　病める国の医師の憂国　043

一　医師が国を治すということ……044
二　治療としての倒幕……063
三　幕府医官の漢蘭対決……073

四　薩邸浪士隊、西へ……092
五　戦のなかの医師たち……123
第三章　維新後の医師の闘い　145
一　追われゆく医師たち……146
二　古医道から国語学へ……173
三　漢方医の生存闘争……193
あとがき　218
参考文献　220

序　医師たちの幕末維新

幕末の動乱期に命をかけて闘った者たちのなかには、医師も少なからずいた。幕政改革のために奔走した者もいれば、倒幕をめざして暗躍した者、幕府の官医としての矜持をつらぬいた者もいた。

その闘いは、佐幕派と倒幕派というような二つの陣営に分かれただけの単純なものではなかった。たとえば同じ幕府医官という意識をもちながら、漢方医と西洋医とはひどく対立し、幕府陸軍の軍医だった松本良順《まつもとりょうじゅん》などは戊辰戦争が始まるや、漢方を滅ぼす好機として利用している。医師たちは、それぞれの身体観や医療観をもち、その信ずるところをつらぬくための闘いを、幕末の争乱に重ねていたのである。したがって維新の後にも、医療の新たなありかたをめぐる闘いはつづいた。

日本医学史の書を見ると、江戸時代後期の蘭方医学の歩みに重きを置いて、西洋医学化を「医学の曙」として描いているものが多い。医学の西洋化をゴールとして、それまでの医学が価値づけられ、それ以後には西洋医学しか存在しなかったかのようにつづられがちだった。そのような現代人の価値観を前提にして書かれた歴史は、当時の人々が生きていた歴史からはずいぶん遠いものだろう。いわゆる「勝者による歴史」に他ならない。

本書では、幕末維新期に闘った医師たちがいったい何を求めて闘っていたのか、彼ら自身の言動からとらえるようにしたいと思う。したがって本書は医学史ではない。医師の職にあった者たちが、その職はいかにあるべきか、診療の対象とすべきはいかなる身体かをめぐって争った足跡から、幕末維新史を見ようとしたものである。その群像を見れば、西洋医学への推移を、「漢方から洋方へ」と単純にはとらえられないことがわかるだろう。

本書のキー・パーソンである権田直助《ごんだなおすけ》は、神代から伝えられながら古代に滅びた古医道の復古を主張し、幕末には草莽《そうもう》として暗躍、新政府の官吏になるや、大学（今の文科省に相当）に古医道を普及するための部局を設けさせた。にもかかわらず、医学史のうえではほとんど無視されてきた存在である。

しかし、天皇に臣民がしたがうという古代社会像を前提にした「王政復古」のスローガンが、中央集権的な近代国民国家の（日本的な）理念を広める媒介となりえたように、医学の復古の主張も、医学の近代化に触媒のような働きをした可能性がある。そのことは、ドイツ医学を日本の医学の範とすべく尽力した相良知安《さがらちあん》が、直助ら平田派国学者の説く神話的な医史をたくみに利用して医事行政組織の創生をはかったという、紆余曲折する歴史の襞のうちにうかがうことができる。そして漢方を撲滅すべく奮闘した西洋医たちは、人を治療するだけの漢方医学がいかに国益のための用をなさないか、そして西洋医学が国益のための医学であるかを力説した。

身《み》をめぐるさまざまな考えの医師たちの衝突は、「国民の体」が成り立つまでの葛藤でもあったのである。すなわち、身の維新史に他ならなかった。

ここで「身」とするのは、それが「身を賭けて」や「身の上」と言うように生命、人生、境遇までもあわせた全体性をもつ語だからである。また、古《いにしえ》の聖人の教えは身に対するものだとした儒者の荻生徂徠《おぎゅうそらい》の思想を、漢方医の吉益東洞《よしますとうどう》が医術で実践して医界に変革をもたらし、それが蘭方をふくむ新たな身のとらえ方の探求をうながしたという前史を踏まえてもいる。その多様な身のとらえ方を否定して一つの体だけを事実としたのが、身の維新だった。

第一章

国を治す戦へ

一　古の医道を求めて

浪士隊の白髪の幹部

慶応三年（一八六七）十月十日、薩摩藩の江戸屋敷で浪士隊の決起大会がおこなわれた。各地から集まった勤王の有志もいれば、市中でスカウトされた無頼漢もいた。総裁は、後に赤報隊一番隊の隊長として無念の死をとげる相楽総三《さがらそうぞう》である。約三百人、多いときには五百人におよぶ浪士たちが薩摩屋敷を拠点として、関東各地で兵を挙げ、江戸では政商を襲って財貨を奪うなど、擾乱《じょうらん》、狼藉《ろうぜき》をかさねて幕府を挑発した。それが戊辰戦争の戦端を開く導火線となる。

この薩邸浪士隊に、苅田積穂という白髪の幹部がいた。相楽総三の盟友で、このとき五十九歳。隊員の監視や取り締りをする大監察という役にあったが、上州の村で挙兵の準備のため潜伏していたところを関八州取締役に察知され危うく逃れたこともあり、管理役として座していたわけではなかった。

苅田積穂は変名である。本名は権田直助といった。武蔵国入間郡毛呂《もろ》本郷（現在の埼玉県入間市毛呂山町）の医師で、名越舎《なごしのや》という医塾を開き、「古医道」を唱導していた。古医道とは、神代《かみよ》から伝えられながら、中国伝来の医術が盛んになったために滅びてしまったという、古《いにしえ》の医道である。皇朝医道とも称した。直助が長年の研究によってよみがえらせたものである。

そんなものは妄想に決まっている、と思われるだろうか。

当時も、直助がその研究に没頭しだすと、狂人呼ばわりされ、患者は寄りつかなくなり、友も去っていった。研究を深めるために古典を学ぼうと、国学者の平田篤胤《ひらたあつたね》に入門するが、ひさしく神代の医道を研究してきた篤胤でさえ、直助の志を聞いて、それは困難だから別の方法をとるようにと忠告している。

それでも直助は志を貫いた。やがて努力は実り、研究成果を書にまとめる。入門者も集まり、患者も増えた。直助は古医道を世に広めるため、次々と原稿を書きあげていく。

だが幕末の揺れ動く政情は、直助を研究や診療だけの日々に落ち着かせなかった。人を治療しているだけでは医師のなすべきことは尽くせぬと、焦《じ》れる思いがやまないのだ。「人の病より国家の病はずっと大きい。小より先に大を治さねばならぬ」と告げて、ついに「国家の療治」に乗り出してゆくのである。

薩邸浪士隊での活動は、その療治の一環だった。

医術修業の日々

権田直助は、文化六年（一八〇九）に入間郡毛呂本郷の医家の嫡男として生まれた。早くから漢学と医術とを学び、抜きん出た俊才であったと伝わる。[※1]十七歳のとき父が亡くなるが、後を継ぐには未熟と考え、二年後に結婚するとすぐに江戸へ医術の修業に出た。

江戸では、道三流の医師、野間広春院に入門して医術を学び、朱子学者の安積艮斎《あさかごんさい》の私塾で漢学を学んだ。野間塾では、家僕として他の塾生のための雑用をして衣食費にあてつつ、一心不乱に勉学にいそしんだ。身なりにはまるでかまわなかった。それで富裕な塾生は侮蔑し、「権助《ごんすけ》」と呼んで嘲弄したという。権助とは下男をさす通称で、権田直助の名にかけている。そのような雑音には気をとられることなく直助は学業に集中し、やがて他をはるかに引き離して、塾頭にも任命された。

そうして三年間で野間塾での修業を終える。だが「名越舎先生年譜略」[※2]によれば、野間塾に学びながらも、教わっている道三流に、心ひそかに疑いを覚えていたという。

そこで野間塾を辞した後、さらに医術修業の旅に出た。各地の医師を訪ねて、奇病難病の治療法、霊薬新剤の製法などを学ぶための旅である。武者修行ならぬ医者修業として、当時はよく行われたことだった。「四方に客遊し、東洞吉益氏の説を研精」※3したという。道三流を疑った直助はまず、吉益東洞の流儀に傾いたのである。それは道三流を完全に否定する流派だった。

古に求めたもの

道三流とは、安土桃山時代に曲直瀬道三《まなせどうさん》が創始した流派で、日本漢方の始まりに位置づけられる。徳川時代前期の医学といえば、ほとんど道三流のことだった。金・元時代に李東垣《りとうえん》や朱丹渓《しゅたんけい》らが体系化した「李朱医学」を中心に、より発展した明の医学、いわば最新医学をも学んだうえで、日本にあうよう多少アレンジしたものである。その理論は、朱子学に代表される宋学を基本としていた。

朱子学では、世界は「理《り》」と「気《き》」とからなるとされる。理は形而上的な原理で、気はその理と不可分な物質的基盤である。理は、漢代からの陰陽五行説などの理論を精緻に高度化したもので、医学への適用では、天の運行、気象との連関をはじめ複雑な要素を考えあわせて病名や用薬法を求めた。

その理を空論だと否定する医師たちが、江戸中期に登場してくる。彼らは宋学が広まる前の「古方《こほう》」を重んじたので「古方派」と呼ばれ、それまでの流派は「後世派《ごせいは》」と呼ばれるようになった。

古方医のうちで、もっとも過激だったのが吉益東洞である。道三流に疑問を感じていた直助が惹かれたのも当然、というより道三流に疑問を抱いたことじたいが東洞流からの影響だったのかもしれない。

吉益東洞は、儒者、荻生徂徠の思想を、医師として実践した。

世界は広大であり活きているものだから、人知ではとらえきれない。その人知で考えた理を現実にあてはめては認識を誤る。理を規範とする修養など、人を死物のごとくみなして人形を作るようなものだ。

このように朱子学の理を否定した徂徠の主張を東洞は我が物とし、医学の理の観念性が医師に治療を間違わせていると考えて、理のなかった時代の医術を伝える『傷寒《しょうかん》論』の処方のみに依拠し、医療から一切の理を追放した。自然哲学を括弧に入れ、医療から切り離したのである。病因を求めず、病名も用いなかった。患者を観察して病毒の所在をとらえ、それに的中する薬毒を処方することによって病毒を除くだけでいい。それには身が表現している「証《しょう》」を診るが、「証」は薬の処方名で呼ばれるから、証を確定することがそのまま処方の決定となった。「随証治療」である。それだけが医師のなすべきことだとして、観念的な推論を入り込ませなかった。活きている身に向かいあうためである。

東洞は、観念によって現実を見誤ることのない医術を、古《いにしえ》に求めた。それには、古の人々が観念のフィルターを介さずに自然のままを観ていたという前提がなくてはならない。そこに、「漢意《からごころ》」を否定し、古の純朴な生を理想視した国学との接点がありえた。そして中国でなく、この国の古にこそ、求めるべき医方があったという考えも生まれてくる。

直助は医術修業の旅のなかで、そう考えるようになったようだ。天保元年（一八三〇）に旅立ったが、その翌年には「始めて皇朝の医道に志ざす」[※4]のである。きっかけはわからないが、その頃には日本に古くから伝わる薬を用いる和方医が目立つようになっていたので、なにかしらの出会いがあったのかもしれない。天保三年には、和方医たちの多くが依拠していた医書である『大同類聚方《だいどうるいじゅほう》』と『神遺方《しんいほう》』を手に入れている。

和方医の登場

和方医の始まりを、医学史家の富士川游は『日本医学史』で、寛文三年（一六六三）の黒川道祐《くろかわどうゆう》による『本朝医考』の刊行に置いている。大己貴命《おおなむちのみこと》と少彦名命《すくなひこなのみこと》を医薬の祖として本邦の医の沿革史を記した書である。

以後、諸家に伝わる奇方妙薬を集めた森養竹《もりようちく》『採用国伝方《さいようこくでんぽう》』など、民間の伝承薬や灸法を採録した書が著されるようになった。東洞の高弟の村井琴山《むらいきんざん》が、手に入れやすく応急的に使える薬方として民間薬を収集した書を『和方一万方《わほういちまんほう》』と題しているように、和方は漢方を排したり対抗したりするものという意識はなかった。

ところが江戸後期になると、国学の隆盛にともない、古代には和方だけで治療できていたのだからそれだけで十分であり、また風土に適っていると主張して、漢方や蘭方を排する和方医も現れてくる。そのさいに本邦固有の医方が存在したとする論拠にされたのが、『大同類聚方』と『神遺方』の存在だった。直助もこの二書をもとにして、古医道の復興をめざすのである。

『大同類聚方』

『大同類聚方』は、延暦二十五年（八〇六）に、古来の医薬を記録しておくようにという桓武天皇の遺命によって編纂が始められ、大同三年（八〇八）に編纂が完了した書である。上奏の記録が『日本後紀』にあるので、実在したことは確かだが、原本はいつしか失われてしまった。何種類かの写本が伝わり、刊行もされたが、偽書とみなす人が少なくなかった。※5

『大同類聚方』には、薬方とそれにまつわる伝承が収載されている。直助は、ある蔵書家の医師から借り受けて、書き写したという。

そして記されている薬方を実際に試し、効能を確かめていった。自身で確かめたことだけを採用する態度は、吉益東洞が強く主張したことだった。東洞も試して効いたものは、民間薬でも採用していた。『大同類聚方』には薬方が載っているだけだが、東洞のような態度で和方薬を用いるなら、それで足りただろう。だが直助は、それでは満足しない。なんらかの理論や治療の法則、すなわち医理が必要だったのである。

蘭方医の見た身体

吉益東洞による医理の追放は、賛否のはげしい議論を巻き起こしたが、従来の医理が空論だという意味で追放を認め、それに替わる新たな医理を求めるという動きも生みだした。

代表は、杉田玄白らがオランダ語の医書の翻訳『解体新書』を刊行したことに始まる、蘭方医学である。玄白らは、解剖学こそは経験的に確かめられる確実な医理だと考えた。理を排するのも、新たな理を求めるのも、既成観念にゆがめられない「現実の身体」に出会おうとすることだったが、蘭方医は、解剖して実際に見ることのできる人体構造こそ「現実の身体」だとしたのである。

その身体観の最大のポイントは、血液循環系と脳神経系の存在にあった。

漢方医学では脳は髄海と呼ばれ、精力を生み出すところとして重視はされても、中枢とはみなされず、意識とも関係なかった。意識の座は、心《しん》だった。『解体新書』は、心臓を血液循環の起点とし、意識とは無縁なものとした。そして脳髄を意識の座とし、ここで作られた霊液（神経汁）が神経を通じて全身にゆきわたることで運動や知覚が生ずるのだとした。脳が、人間の全活動を統御する中枢だとされたのである。ただし現代医学と違い、神経を流れる霊液は霊魂をふくむ液体とされた。体を思い通りに動かしたり、知覚したりできるのは、それゆえであった。この考えは霊液説と呼ばれ、蘭方医に共有される。

命ある人の理

この蘭方医学を、直助は批判した。矛先は、とりわけ解剖と霊液説とに向けられた。後の著作でのことではあるが、ここで批判の要点を見ておきたい。

活人《いけるひと》の疾病《やまひ》療《おさ》むと気《いき》もなき
人の骸《かばね》を何《なに》解《とく》べしや[※6]

活きている人を治療するために、どうして死体を解剖する必要があろうかと、蘭方医を批判した歌である。蘭方の解剖による研究姿勢を、直助は「解体窮理」と呼んでいる。

魂去《たまさり》し骸《かばね》解《とく》とも命《いのち》ある
　人の理《ことわり》豈《あに》知《しる》べしや※7

解剖で得られるのは「霊魂既に離散したる死体の上の臆測」にすぎない。それでは「命ある人の理」は知りようがないではないか。

活体《いけるみ》の活在《いける》理《ことわり》知得《しりえ》なば
　医《くすし》の道《みち》は足《たら》ひぬべきを※8

活きている身の「活ける理」を知ることができれば、それで医の道には十分なのだ。この理の追求姿勢を、直助は「活体窮理」と称している。

霊液説に関しては、液体に霊魂がふくまれるという考えを臆説として否定するなど論理的なところもあるが、肝心なのは脳を意識の座とすることに対する批判だ。そこには直助の身体観が如実に示されている。

直助は、『万葉集』や『古今集』などの古典から、「あがむねいたし」、「胸はしり火に、こゝろやけをり」など、さまざまな表現の例をあげて、胸に魂が鎮まっていることの論拠とした。胸に魂があればこそ、思いが切実になったとき、このように感じられるのだと言う。『魂心気略弁《こんしんきりやくべん》』という神道論のなかでのことではあるが、文学的な表現をあげて解剖学に対抗するという論法は、現代では受け入れにくいものだろう。だが、古歌に詠まれているのは、活きている人の体験である。「霊魂の所在を知らむには、霊魂備りてある活体にして、窮理」[※9]しなくてはならない。自分の身で確かめてみれば、すごく驚いたときには胸がどきどきし、ひどく恐怖すれば背が寒くなり、思慮するときも胸三寸の内でするではないか。まさに古典の歌に詠まれている通りだ、と直助は言う。

直助にとっての「現実の身体」は、「活体《いけるみ》」だった。体験と分けられない活きている身が現実だった。病むのも、活きている身である。ならば医理は、病んでいる人のする体験のうえに求めなくてはならない。このように身体観、医療観の違いを意識していた直助には、蘭方医学は受け入れられるものではなかった。

蘭方医学を批判した『西洋医説弁』のなかで直助は、蘭方の人気ぶりを、まるでオケラやアリが腐肉に群がるように競って学んでいると、蔑みをあらわにしている。これまで長年にわたって古医道の普及に尽くしてきたのに、今や都市ばかりか遠い辺地までも蘭方の行われないところはなく、「医としてこの道に従はざるものは医にあらざるが如し」という有様だと、嘆いてもいる。

直助の尊皇攘夷の情熱には、西洋医の身体観、医療観の広がりへの不快感もふくまれていたのだろうと思わせる記述である。

これらの主張は、古医道の体系を成した後のものであり、研究を志したときにどのような考えを持っていたかはわからない。だが古の医道の復興を志すということじたい、蘭方医への対抗意識と無縁ではなかっただろうし、だとすれば対抗できるような医理を求める思いもあったに違いない。

その思いは、薬方だけの『大同類聚方』では満たされなかった。しかし『神遺方』には求めるものがあった。

大同の書はあれども神遺方の
書に正き法は伝はる[※10]

直助は『くすしのことゝひ』で、著名な和方医二人を「当世の英雄」と賞賛した後で、「予が二子に譲らざる所のものは古医道の法則を得るにあるのみ」と述べている。他の和方医は和方薬を用いる医師にすぎなかったが、直助は古の治療の「法則」を、

『神遺方』の研究から得たのである。

『神遺方』は、平安中期の医博士、丹波宿禰《たんばのすくね》康頼《やすより》が撰述したとされる。康頼は、円融天皇の勅を受けて『医心方』を編纂したことで知られる。伝来した医術の全般を集大成した書が『医心方』だが、『神遺方』には古来の医方が集められている。長大な『医心方』とは比べようもないほど、小さな書だ。

康頼の序によれば、上巻には武内宿禰《たけのうちのすくね》の医法と津守直《つもりのあたい》等の家伝の法を、中・下巻には諸国の神社や国造《くにつくり》、県主《あがたぬし》の家に伝わり民家に残された大己貴命《おおなむちのみこと》と少彦名命《すくなひこなのみこと》の二柱の神が作った薬方を収めたという。つまり中・下巻は薬方集なので、医理を求める手がかりは、上巻のわずかな、きわめて簡略な記述にしかなかった。それを具体的な治療法として研究する者など、直助以外にいなかったのも当然のように思われる。

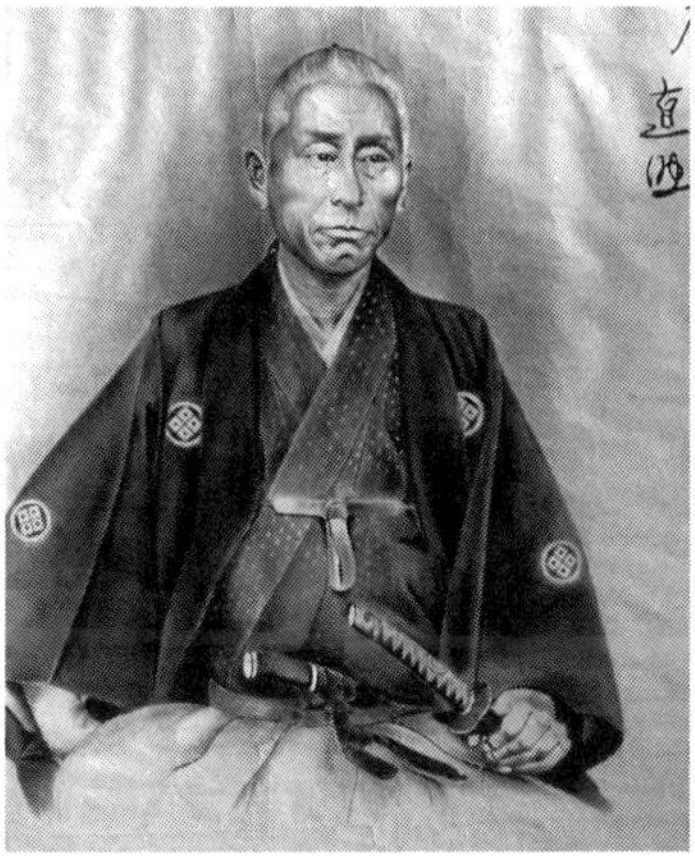

権田直助の肖像画。慶応２年に江戸薩摩屋敷から故郷に送ったものと言われている
（毛呂山町歴史民俗資料館）

この書も久しく失われていたとされ、その存在を知る者もいなかったが、文化元年（一八〇四）に発見された。※11 こ

の書がかつて存在したことを示す記録がまったくないため、偽書とみなす人が多い。

直助は、文政六年（一八二三）に刊行された翻刻本を入手した。『大同類聚方』を借りた年と同じ、天保三年（一八三二）のことである。

二　すべての医薬は皇国から

気吹舎への入門

天保四年（一八三三）、直助は巡遊を終え、故郷で開業した。技量は十分に備わっていた。江戸で学んできたという箔もある。患者が絶えることなく、盛況だった。

しかし直助の心は、古医道の研究に向かってやまない。こうしていていいものか。しかも研究には行き詰まった。もっと古典を深く理解しなくてはだめだと痛感したのである。

そこで江戸へ行き、平田篤胤の塾、気吹舎《いぶきのや》に入門した。天保八年のことである。篤胤との初対面でのやりとりを、『詳伝』は次のように伝えている。

直助は篤胤に、古医道を復興するために古典を学びたいという志を述べた。すると篤胤はしばらく黙ったまま直助の顔をみつめていた。それから、告げた。

「余も、はやくより、其の志なきにあらねど、日本の古医方は、廃絶せること、既に千有余年。今、これを回復せむことは、実に、難中の難事なり。まづ、漢医の金匱要《きんきよう》略《りゃく》、傷寒論、肘後方《ちゅうごほう》等を参酌して、漸次に、研究を積みつゝ、古彩を発暉するより外なからむ」

廃れて千年以上にもなる日本の古医方を復元することはまず無理だから、漢方の研究を重ねて、そこから徐々に古い姿を探っていくしかないだろうと言うのだ。

落胆した。とてつもなく博識で医学にも造詣の深い篤胤がそう言うのである。自分ごときが古医道を復興しようなどとは、しょせん無謀な望みであったのか。

悶々と考えこみながら帰るその途上で、ふいに思いがひるがえる。

「かの大家たる平田先生の、至難とせらるゝ所を、苦心を積みても成就するこそ、大丈夫の志と云ふべきなれ、予、いかで素志を折らむ」

立ち直り、かえって発憤した。古医道の復興のためには内科だけでは不十分だと、それから外科、眼科、産科、鍼灸なども修め、学業は大いに進んだという。

篤胤の神医道探究

医学に対する態度では、篤胤と直助はずいぶん違っていた。篤胤が医学を説いた『志《し》都能石屋《づのいわや》講本（医道大意）』では、西洋の解剖学の知識を医師に必要なものとして詳しく紹介し、蘭方の医書を読むように勧めている。篤胤自身、蘭方で最初の内科医、吉田《よしだ》長淑《ちょうしゅく》の蘭馨堂《らんけい》に入門して学んだこともあった。高野長英なども学んだ塾である。解剖に立ちあったことも四度あるという。

また漢方については、『傷寒論』を「医方書の祖《おや》たる、第一のめでたき物」と言い、その著者である張仲景《ちょうちゅうけい》を「御国の神に次《つい》では、額《ぬか》づき拝み居ります る」と言うほど尊崇していた。医師として『傷寒論』の恩恵を受けてきたからだという。久しく用いられてきた漢方は、もはや「御国の物と成」っており、「強《しい》て嫌ふべきことではな」いというのが、篤胤の考えだった。

ところが一方で、「近頃、わが古学の興りたるより、此道も開け初て、漢方に依らず医薬を為す者も、かつ〳〵出来たるは、然《さ》すがに神の御国の印にて、いとも愛《めで》たきことでござる」と、漢方に依らない和方医の台頭を喜んでもいる。

矛盾しているように見えるが、篤胤にとっては矛盾ではなかった。

篤胤の医史

篤胤によれば、医薬の道は、神皇産霊大神《かみむすびおおかみ》から大穴牟遅神《おおなむちのかみ》と少彦名神《すくなひこなのかみ》とに授けられ、

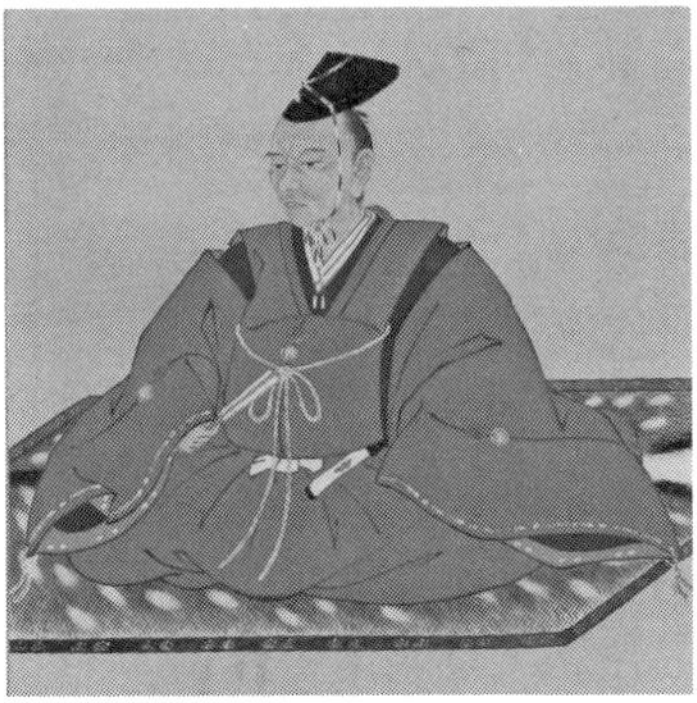

平田篤胤肖像。『日本肖像画図録』
（京都大学文学部博物館図録）思文閣出版、1991年

この二柱が民に教え伝えたことに始まった。
それを篤胤は「神医道」と呼ぶ。

この二神が民に医薬を教えたとすることは当時としては常識のようなものだが、篤胤の本領はその先にあった。この二柱は、国造りした神でもある。国造りを終えた二神は、世界各地に渡り、すべての国々を造った。したがって万国の文明はすべて、皇国に原型を持っており、医薬も当然、皇国の神医道が元なのである。

ただし、かつての皇国の人々は「心もおゝらかで、物思ひも無く、悪き病などは無」かったので、医薬や方術（まじない）も少なくてすんでいた。そこに中国から医薬、方術、書物が渡来すると、「和漢紛らはしく、人も漢意《からごころ》に移り行て」、中国の医術が主流となり、神医道は失われてしまう。

そうなったのは、むろん中国の医術が発達していたからだ。元は同じ神医道でも、「漢国は国柄悪き故に」、難病が多く、そのため医薬も発達したのだと言う。それなら、たいした病のなかったという我が国には必要なかったのではないかと思われるが、日本でも儒教や仏教が広まって、「物ごと煩はしく、人心わるく賢く、物思ふことの多くなる」につれ、古にはなかった難病も起こるようになり、「漢方が丁《ちょう》どよく相応する」ようになったのだと言う。皇国の医薬方術が重んじられなくなったことは「甚《はなはだ》以て慨《うれた》く憤《いきどお》ろしきこと」であったが、漢方は「丁どよく相応する」ものとして定着したのだから、排すべきものではなかった。「御国の物と成」ったのである。

西洋科学も、篤胤は高く評価した。「物の理を考へ究むること」にとても賢く、天文地理学はむろんのこと、器械は巧みで人目を驚かし、医薬製煉の道にはとくに詳しいと賞賛する。そしてこの頃、蘭書が次々と渡来してきていることは、「神の御心」によることだとされる。皇国から伝わって諸国で発達したものは、すべてその源である皇国へ貢がれてくるように、神々がはからっていると言うのだ。

蘭学には有害な面もあるが、よいものを選び、また適所に用いるよう工夫すれば、おおいに役立つとして、篤胤は異国の文物や医薬を受け入れることにほとんど抵抗がなかった。むしろ積極的だった。なにしろ神のはからいなのである。

その一方で、古の皇国にあったという神医道の研究にも力をいれている。

篤胤は『医宗仲景考《いそうちゅうけいこう》』で、『傷寒論』の著者の張仲景とは葛玄《かつげん》という神仙であったとする。葛玄は、道教の方術書『抱朴子《ほうぼくし》』や『神仙伝』を著した葛洪《かっこう》の祖父の叔父

（従祖父《いとこおじ》）である。葛洪は、煉丹術などの葛玄の秘術を葛玄の弟子から教わったと伝えられている。その葛玄が「諸神仙の方論を集記」した書が、『傷寒雑病論』（『傷寒論』の原型）であったと、篤胤は考えた。

「諸神仙の方論」とは、皇国の神が神仙たちに教えたものである。「神仙位に至るべき大偉人には、顕界の良師の外に、幽界より祐《たす》くる神師ある」ものなのだ。篤胤が葛玄や葛洪を崇めているのは、「其の伝ふる道の、我が大神の道より出て精に入り、其の功業また、神の古道に因循せるが故」であると言う。

『傷寒雑病論』は、神仙が皇神から教わった神医道を書き伝えた書だった。しかし、それは散逸した。後世の人々によって『傷寒論』と『金匱要略』の二冊に再編集されたが、それまでに失われたところは多い。したがって後世の医書からも、「よく古法に合ふ方論を拾ひて、採用するぞ医方学の要務」だと言う。

直助に、漢方の医書を研究すべきだと言ったのは、そこに皇国の医道が伝えられていると考えていたからだった。篤胤は、医書だけでなく、神仙界の研究に没頭し、方術を重視するようになった。

古の医道では、方術、つまりまじないと医薬とが車の両輪のごとく用いられたが、「方術は本にて医薬は末」だと言う。方術は未病《みびょう》を治す術で、医薬は已病《いびょう》を治す術である。未病とは「常」の状態であり、已病とは「変」の状態だ。医師はまず常のための方術を知らねば、変である病に対処することはできない。方術こそが神医道の基本であり、それが神仙の養生術などとして伝えられていると、篤胤は考えたのである。

神医道は、皇国の神々によって神仙界を経由して万国に伝えられ、それぞれの地で独自な発展をとげた。その医術は、神々のはからいによって皇国へと貢がれてくる。漢方がそうであったように、時代とともに難病が増えても、それに「丁どよく相応する」医術がもたらされるということだろう。だが優れた医術が広まれば、それだけ難しい病も増える。「方法ますます巧夫を極むれば、然る世と共に、病状また倍々艱難《かんなん》を生ずる神理」があるからだ。そのような事態を必ず招く医術だけに依存しないためにも、方術は必要だろう。病のときには、諸国から到来した医薬を用いればよい。だが日常は、神仙の養生法によって気の充実をはかり、病にならぬようにするのだ。その日常のための方術を、医師は基本として知らねばならない。

とてつもなく自国至上主義的で壮大なファンタジーを描きだした篤胤だが、具体的な着地点だけをみれば、さほどエキセントリックでもなかった。

直助は、皇国の医道が世界に広まったとする医史については、篤胤の説いたままに信じている。しかし中国の医学書に皇神の教えを探したり、神仙の方術を研究したりすることには、関心をもたなかった。あくまで古伝の医書である『大同類聚方』と『神遺方』によって復興することが、直助の志だった。

三　活きている身の理

「皇朝医」の看板を掲げる

権田直助が気吹舎に入門して四年後の天保十二年（一八四一）、幕府の命により平田篤胤が生国の秋田へ帰国させられると、直助も故郷の毛呂本郷に戻り、医業を再開した。しかし、心はやはり古医道の研究にしか向かない。世事をなさず、治療も怠り、ときに二、三ヶ月も閉じこもって草稿の執筆にかかりきりになった。当然、患者は寄りつかない。親友も離れていき、疎遠になった。近隣からは狂人呼ばわりされた。同業者には山師と評判する者もあった。収入はなくなり、家族も苦境に陥る。

それでも天保十四年には初の入門者があり、徐々に門人が増えてゆく。気吹舎の門人には医師が多くいたが、そのつながりからの入門者が多かったようだ。それを見てか、患者も来るようになる。直助は治療をほとんど門人にまかせ、やはり研究と執筆に没頭した。

そうして嘉永元年（一八四八）、ついに全十巻となる『神遺方経験抄』のうち三巻分の草稿が完成する。四十歳にして、髪は一本残らず真白になっていた。ふざけてだろうが、「白髪童子」と号したという。

ここで直助は、草稿を原本と校合して正確を期さねばならないと考えた。原本は、『医心方』、そして『神遺方』をも編んだとされる丹波康頼《たんばのやすより》の末裔で、官医の最上席職である典薬頭《てんやくのかみ》をつとめる錦小路家が所蔵している。直助は旅立ち、伊勢神宮に参拝してから、京都に向かった。

錦小路頼易《にしきのこうじよりやす》に面会し、蔵書の閲覧、また『神遺方経験抄』の原稿を頼易に一覧してほしいと願ったところ、蔵書は門外者には閲覧させないという家法があるので、まず入門せよと要求される。錦小路家は旧家で多くの古書を秘蔵しているとはいえ、「当時盛業の家にも無之候《これなくそうら》へば、世上の名聞家《みょうもんか》と同様、入門 仕候義《つかまつりそうろうぎ》 本意ならず候へ共」[※12]、しかたなく入門した。そうして『神遺方』の原本、丹波康頼による同書の註、その他の御家の秘伝書をひととおり閲覧し、必要なところを抜き書きした。不本意な入門だったが、門人になった益は大きく、頼易の紹介を得て、洛内外の旧社、旧家を訪れては蔵書を調べ、古医道にかかわるところを抜き書きすることもできた。短期間に多くの資料を集められ、後の研究に大いに役立ったという。直助の熱意に、頼易は家学再興の一助にもなろうと喜び、『神遺方経験抄』に序文を寄せた。

こうして収穫の多い旅から帰った直助は、「皇朝医　名越舎」という看板を掲げる。今後は漢方による治療を廃し、古医道による治療のみをおこなうという宣言だ。

ついに苦労が報われた、と言いたいところだが、患者は離れていった。『詳伝』によれば、「されども、狂人山師の譏侮罵辱《ざんぶばじょく》はますます喧しく、且、正実を主として、世医の虚飾にならはず、病者の機嫌を取らず、金銭謝物を貪らざりければ、阿諛面従《あゆめんじゅう》を、これ喜ぶ富裕家の輩は、却つて、他の門戸にはしり、残るは薄命者貧窮者のみ多く、十中の五六は、施療同様の始末となり、仁術の本意には叶へど、収入軽微にて、家計不如意なるを免れざりき」という苦境に、またしても陥ってしまったのである。『神遺方経験抄』全巻の原稿を書き終えても、とても上梓する余裕はなかった。周囲の無理解から起こる厄介事もさらに重なり、苦労が続く。

それでも地道に続けていくうちに、少しずつ患者も門人も増えていった。とくにきっかけがあったわけではなさそうだが、いつしか「毛呂本郷の皇朝医といへば、隣村隣部はいふに及ばず、江戸市中にまで、其の名を知らるゝに至」ったのである。地頭の仙石氏から名字帯刀を許されもした。そして嘉永五年には、ついに『神遺方経験抄』を刊行する。以後、多くの古医道に関する書を著していった。

古医道の医理

直助は『神遺方』から後世の手の入った部分を見分けて除き、また『大同類聚方』も参考にして補いつつ、古医道の治療の法則を体系化した。

その根本は、次のような魂論にある。

魂は、造化の神（天之御中主神、高皇産霊神、神皇産霊神）から与えられた「生命の本《もと》」であり、その本質は火であった。タマシヒとは「賜ひし火」という意味なのだ。魂はホクラ（神庫・気蔵）、すなわち胸中に鎮まっている。

火である魂が発する気は、火気である。それで気はホノケと訓まれる。気《ホノケ》は全身をめぐり、あらゆる身体の活動を担っている。身体が温かいのは、火気のめぐりゆえだ。身体が知覚や記憶をし、また思うように動かせるのは、気が魂から発したものだからである。

病因論は、神学と医学の混じりあったようなものだが、結論のみをごく短く言えば、直助の次の歌になる。

常ならぬ、物の体中《なかみ》に取纏《とりまつ》ひ、

禍《わざ》なすものを、疾病《やまひ》とはいふ※13

禍なす邪毒が身のうちにあることが病なのである。治療に必要なのは、その病の所在と動きを知ることだけだった。

臓器には、「気蔵《ホクラ》」と「食府《イヒブク》」の二つの区別しかない。呼吸器と消化器である。治療のうえで肝心なのは、「末《すえ》＝皮膚《カハハダヘ》」、「本《もと》＝分肉《シシ》」、「中《なか》＝臓腑《ワタブク》」という、身の深浅による三区分だった。病が三層のどこにあるかで対処法が変わるからである。

病は、この三つの層ごとの八種類の動きで把握される。たとえば臓腑に病の本《もと》がある場合には、つぎの八種の病がある。

聚《あつ》まる
結《むす》ぶ
升《のぼ》る
降《くだ》れる
屈《かご》む
堅《かた》む

溜《たま》る
浮《うか》ぶ

これは「臓府《なか》の八病《やつわざ》」と呼ばれる。

この八病の動きに対応する治療法として、「臓府《なか》の八法《やつのり》」があった。たとえば「聚《あつ》まる」に対しては「発《のぼ》す」、「結ぶ」に対しては「開く」などの動きを与えることが、治療法とされるのである。「聚まる」とは外邪が徐々に侵入して臓腑に聚まることで、気血を上昇させて邪気を発散させることが「発す」という治療だった。

これらの動きはみな、活きている身に起こる出来事である。病も治療法も、動きのみで完結していた。治療としての動きは、薬によって与えられるが、その薬は「八味《やつのあじ》」と「八質《やつのしな》」という、体験的に確かめられることによって分類されていた。

「八味」は、苦味《にがりあじ》、辛味《からきあじ》、酸味《すばりあじ》などの味による八分類で、たとえば苦味なら「推降《おしくだす》」、辛味なら「開散《ひらきちらす》」という効能との対応がある。

八質は、「重質《おもき》のもの」「堅質《かたき》のもの」「湿潤質《みずけ》のもの」などの触感的な八分類で、「重質もの」は「推鎮《おししずめ》る」、「堅質もの」は「鎮固《しずめかため》る」といった効能があるとされた。知識でなく、じかに体験できることで効能を分類している。[※14]

これ以上の詳しい説明は煩わしくなるので省略するが、とはいえ医学の体系としては、おそろしく単純で大雑把なものに見える。

だが直助によれば、そう思うのは浅薄というものであった。一見はそう見えても、よくよく見れば、「其意深長広大にして天地の実理に合ひ、活物に徹して、いさゝかも違ふこと」がなく、「活体」について診られるかぎりのすべてを尽くして漏らすところのない、「実に幽玄微妙の理を尽したるもの」だと言うのである。[※15]

さすがに言い過ぎではと思ってしまうが、古医道の医療としての評価は、本書の主題でなく、また臨床的な検証によらずに言うべきことでもあるまいから慎むことにしよう。そのような評価などより、身が体験している出来事に向かいあい、そこに別の体験を与えるという対処法や、そのためのインデックスを実際に試しながら地道にまとめあげていった姿勢に、現代にあっては医師ならずとも啓発、あるいは反省させられるものがあるように思う。

古医道で治す理由

直助は古医道に絶大な自信を持っていた。しかし、古医道こそが最高の医術だと主張していたわけではなかった。思ってもいなかった。治療術としての優劣では、漢方や蘭方と同等だと言うのである。

なぜなら、治療の優劣は、流派でなく、人にあるからだ。経験を重ねて一点の疑念もなく治療にあたれるようになることを、直助は「術を得る」と言う。術を得れば、治る病は治せる。昔から不治とされている病は、それでも治せない。どの流派でも同じである。だから何流を学ぼうと同じことだと、直助は言う。

それというのも、医道の始まりが皇神にあるからである。元は同じものが、数万年のうちに各地の風土や人情にあわせて変容したにすぎないので、たとえ医論としての違いはあっても、治療術としてはみな等しく有効だと言うのだ。

意外なことだが、先に見た蘭方への批判は、医論に対してだけのもので、治療術としての有効性では対等だと考えていたのである。

それなら、どうして直助は古医道を広めようと躍起になったのだろうか。

『くすしの一言』や『くすしのことゝひ』で、直助は次のように主張している。

漢方や蘭方で病が治った人々は、漢方や蘭方のおかげで救われたと頼りに思ううち、その医学をもたらした国を羨み慕い、その「国意《くにごころ》」に染まって、その国をのみ尊び、我が国は劣っていると思うようになるだろう。すると、ついには国神やみずからの遠祖をも侮るようになるにちがいない。天皇家をも軽んじ、明国に朝貢した足利氏のように他国に媚びへつらうようなことさえ起こりかねない。上下の秩序が軽んじられ、君主を侮り己を誇る者も出てこよう。利害得失のみを優先して、上下の区別もなくなれば、やがていかなる禍事《まがごと》が起こらぬとも限らない。

このように直助は、異国から渡来した医術に人々が依存していては皇国の秩序が危うくなりかねない、と危惧したのであった。

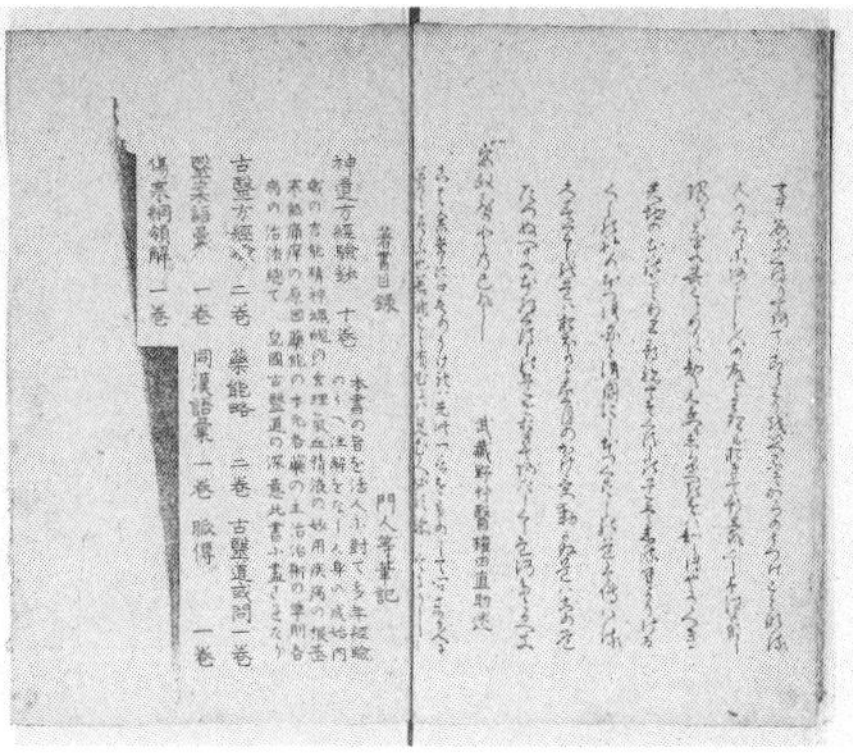

権田直助『くすしの一言』の終わり部分（埼玉県立図書館）

医師は、いたるところに大勢おり、その術や言葉は世の人の心の底にまで浸みこんでゆくものだ、と直助は説く。だから、いかに術を得て大勢の病を治し命を救おうとも、それ以上の禍を国におよぼしかねず、それでは「くすしの道」を得たとは言われない。流派に優劣はないのだから、医師はまず世の中を広く見て考えあわせ、「君親につかふる心をさきとして、くすしわざはなすべき」だと、直助は主張する。

直助は、治療行為が人の心におよぼす影響を重く見て、皇国の臣民としての安心感を人々にもたらす責務が医師にはあると考えた。そのために皇国の医道である古医道で治療すべきだと訴えたのである。直助が古医道を復興、普及しようとしたのは、皇国の秩序の安定に寄与するためだった。篤胤のアドバイスにしたがわず、古伝の医書による復興しか考えなかったのは、そうでなくては直助にとって復興する意味がなかったからだろう。

しかし、古医道がその役割をはたすには、皇国が皇国としての体制を確立していなくてはならない。かくして直助は、まず国家の病を療治せねばならぬと、動乱の巷《ちまた》へ旅立ってゆくことになる。

1　権田直助の評伝的な記述はおおむね次の諸著に拠り、これら以外に拠る場合を除き、とくに注記しない。また直助の著作については参考文献一覧を参照されたい。

金子元臣著・井上頼圀閲『権田直助翁詳伝』（以下、『詳伝』と略す）

神崎四郎『惟神道の躬行者　権田直助翁』（以下、『直助翁』と略す）

桜沢一昭「覚書・権田直助伝」1－7（以下、『覚書』と略す）

2 『覚書』中の引用に拠る。『覚書』によれば、安政六年に直助の門人、宮西仲友が執筆し、後に同門人の紫藤宣安が補足したもの。
3 「名越舎先生年譜略」
4 同前
5 佐藤方定『奇魂』に行き届いた考証があり、偽書とされてきた。ただし後に方定自身が真書とみなす写本（延喜本・寮本）を発見し刊行さえしているにもかかわらず、それは無視されてきた。後藤志朗「日本最古の医薬書『大同類聚方』の謎」（『古代出雲の薬草文化――見直される出雲薬と和方』所収）によれば、その写本に関しては偽書と断定できる根拠はないという。
6 『医道百首解』
7 同前
8 同前
9 『魂心気略弁』
10 『医道百首解』
11 『覚書』によれば、元亨年間（一三二一―二四）に康頼の十二世、典薬頭の宮内卿忠守が校正して秘蔵していたが、いつしか失われた。それを、文化元年に医学院法橋の畑柳が発見したという。この経緯の典拠は不詳。
12 『詳伝』に掲載されている、直助が地頭の仙石氏に宛てた陳述書より。
13 『医道百首解』
14 古医道についての説明は、おもに『古医道治則略注』と『医道百首解』に拠る。
15 『医道沿革考附録』

第二章

病める国の医師の憂国

一　医師が国を治すということ

胸を灼く怒り

安政四年（一八五七）十月二十一日、米国駐日総領事のタウンゼント・ハリスが江戸城で将軍家茂に謁見した。その一行が公許を得て江戸の町を見物して歩いたと聞いた権田直助は、憤懣やるかたなかった。

聞《きく》度《たび》に胸こそやけれ人ならぬ
　夷《えびす》に神の国や見すると ※1

尊皇攘夷家の熱い憤りがあふれた歌だ。同じ安政四年に直助は蘭方を批判する『西洋医説弁』を書き、そのなかで蘭方を学ぶ者たちを腐肉に群がる虫のようだと侮蔑的に表現したが、それもこの怒りと無関係ではなかったかもしれない。

平田派国学の世界観では、諸国は宗国たる日本に朝貢してくる立場にある。ところが異人どもは、とりわけペリー来航以来、勝手に江戸湾に侵入して測量したり、軍事力をちらつかせて交渉を要求したりと、あまりに無礼で居丈高なふるまいである。それは夷狄《いてき》が主従もわきまえずに神国を軽侮するしわざであった。我が国が辱めを受けているとは誰もが思ったようだが、平田派の者たちにはとりわけ、あってはならない事態だった。主従の秩序を踏みにじる「人ならぬ夷」が江戸の地を歩いたなど、直助には我慢ならなかったのである。

神慮の黒船

日本近世・近代史研究者の天野真志の著『幕末の学問・思想と政治運動』によれば、秋田藩の重臣で篤胤生前からの門人であった小野岡義般が、篤胤の女婿で気吹舎を継いだ銕胤《かねたね》に送った書簡で、アメリカ、そしてロシアがたて続けに来航したのは、幕府に戦争の決意をさせるための「神慮」ではないかという意見を述べているという。また別の書簡では、その「神慮」の意味がおおむね次のように考えられていた。

皇国はもとより神国であり、神々からの目に見えないご援助もあるゆえ、格別に大変なことにはなりますまいが、二百年も平和が続いているために「上下人々武備を忘れ、懦弱驕奢《だじゃくきょうしゃ》に流れ」ていることは、まことに「国の病弊」で、容易に直るものではありません。「外患なき者は亡ぶ」と申しますが、「異国の外患」が続けて生じ、俄に武への動きが起こったことは、「病弊の治りゆくへきしるし」でありましょう。しかし、もしこれきり「異船沙汰」がなければ、「病気再発に及ひ、終には難治に至」り、「針灸の攻撃」の他に療方もなくなります。大病となれば針灸もそれだけ大きくなくてはなりません。人事を尽くさざるをえない「実の危急」に至らなくては、「神祇の御異験」もなく、人心も改りますまい。異国事情を考えれば、「諸国申合せ、江戸ハ勿論諸邦海辺一同に襲来いたし、十分におどしかけ」てくると思われます。このような「危急存亡」の事態になるのも、すなわち神慮なのではないかと思うのです。いかが思われましょうか。※2

平和ボケしている軟弱な日本人を存亡の危機に直面させることで、質実剛健な気風に転じさせ、軍事力を増強させることが、神の計画であろうと推定し、かなり深刻な事態にいたることを望んでいる。難病治療のための大きな針灸として、諸国の軍艦がいっせいに各地を襲い、日本が存亡の危機に瀕することが必要になると言うのだ。鋏

胤は返信で、自分の考えも「大同小異」だと、おおむね肯定しているという。[※3]

病める国

ここで気になるのは、「国の病弊」という表現だ。国を治療の対象として語ることである。政治を医療にたとえることは、おそらく儒者や漢方医が台頭した徳川時代になってから多く見られるようになったことだろう。儒学と医学をともに学んだ人々（儒医）の多かったことも影響したと思われる。

荻生徂徠も、若い頃に医学を学んでいたためもあろうが、『太平策』[※4]で「大抵国家ノ治メハ、医者ノ療治ノ如シ」と述べていた。そして最上至極の療治は聖人の道、第二等は老子の道、すなわち療治しないことだと言う。聖人の道が行えないなら、ただ急難を救うだけにすべきだと言うのである。対症療法しかできない下手医者と、病の根本を見定めて人それぞれの状態にあわせて療治できる上手医者とのたとえで、政治を論じてもいる。

幕末になると、小野岡義般が述べていたように、国は今まさに深く病んでいるものとして認識されるようになった。

水戸藩の儒者、藤田東湖が藩主徳川斉昭《なりあき》に上呈した「壬辰封事」（一八三二年）では、当時の水戸藩の「病根」が「姑息」にあるとされている。※5 その場しのぎでとりつくろっていることが問題だというのだ。専横な大臣なら退ければよく、一人の姑息な主張をする者なら教え諭せばよい。しかし「総体の姑息」が「政府の姑息をかもし」、「政府の姑息」が「誰となく何となく、上の御退屈をかもし」ているようでは、容易ならざることである、と言う。

これは藩政改革に逆行するような斉昭の態度、とくに人事について意見した書だった。斉昭が藩主を相続した頃は「大病」ではあったが、邪気に形があったので「激剤を以て悉く《ことごと》御退治」された（東湖が門閥派の重臣らをやめさせたことをさす）が、現在は邪気に形がなく、「労症やみ（肺結核）」のように、一通り見ても病症は見分けられない。だが、実はじわじわと元気が衰えている。したがって何を差し置いても、元気を補う手を打たねばならない。それには「狂狷《きょうけん》の士は国の元気」であるから、身分などにこだわらず改革派の者たちを重用すべきだ、と進言した。

国も人身も、「気」の衰弱の問題として語れば同じことだから、比喩というより相似形として意識されていたと言うべきかもしれない。

国を治す医者

「上医は国を医《いや》し、中医は人を医し、下医は病を医す」という言葉の初出は、中国の南北朝時代の陳延之《ちんえんし》の医書『小品方』（四五四－四七三年）だという。漢方医に広く用いられた孫思邈《そんしばく》の『千金方』（六五〇年頃）にも載っていて、格言のようによく知られていたようだ。これは医書に説かれた医師の理想だから、為政者に政治を医療にたとえて説いているのとは、意味が違うだろう。救療事業や習俗の改良なども含む広い意味であったとしても、民の病を減らし、治すことを通じて国の安寧を実現するということだったろうと思う。しかし国や天下が病んでいると認識されていた幕末日本にあっては、政治改革を治療とみなしてこの格言を用いることが目立ってくる。

元福井藩士で維新後に宮内官僚になった堤正誼《つつみまさよし》が明治末に、同じ福井藩士だった橋本左内《さない》（景岳）について語った談話に、「左内は常に『医に小医あり中医あり大医あり、小医は人の病を治し中医は小医の師となって之れに教ふ、大医は頗《すこ》ぶる趣きを異にす、中小は人間の病体を治療し、大は天下国家の病根を治す、我、須《すべ》からく大医たらざるべからず』と言って居た」とある。[※6]

『小品方』の言葉のバリエーションだろうか。「大医」は、政治改革をなす者と明快に考えられている。

橋本左内は、天保五年（一八三四）に福井藩の奥外科医の嫡男に生まれた。十二歳から藩儒の吉田東篁《とうこう》に経書や歴史を学び、十六歳のとき大坂に出て蘭学者、緒方洪庵《おがたこうあん》の適々斎塾《てきてきさいじゅく》に入門。嘉永五年（一八五二）に父が亡くなると家督を継いで藩医となった。

しかし堤の談話にあるように、病人の治療でなく天下国家の治療、つまり政治に志を抱くようになる。藩主松平慶永《よしなが》（春嶽《しゅんがく》）の側用人、中根雪江《なかねせっこう》にその才気を認められ、希望はかなえられた。安政二年（一八五五）八月、前年から遊学していた江戸から帰国すると、藩医の職を免ぜられ、御書院番に任ぜられる。

十一月にふたたび江戸に出て学問に励んでいた左内は、翌年四月、国是を決定するため急いで帰国するようにと命ずる雪江からの書簡を受け取った。国是とは、藩政上の大方針のことである。

左内は返信して、国是とはこれまでの歴史の中でおのずから決まっているもので、今さら議論して定めるようなものではないことを詳述し、無駄な会議に出てもしかたなく、今は他用に追われているので帰国はできないと断った。※7 その書簡のなかで、医療にたとえての論述がなされている。

「疾は疾より療法を教へ候と同様にて、国家を治め候には国家の勢ひ、衆人の情より治道を指図致し候者なり」と、病にあわせて治療法が決まるように、政治は国の勢いと人情にしたがうべきものだと述べ、国の勢いや人情とは人にたとえれば「体力と神気」にあたるものとする。医師が体力と神気を酷くあつかえば病人は必ず死ぬが、為政者が時勢人情を無視すれば国は必ず乱れる。

　時勢人情とは、天地自然のものであって、決して人が作るものではない。だが人が不養生だと体力も神気も衰えるように、為政者がまともな政事をなさず、仁賢、礼儀に欠ければ、時勢人情も卑しく偏ってしまう。武士は士道を失い淫乱利欲にふけり、百姓はわがままで贅沢になり上を畏れなくなって、訴訟や紛争が増える。これを自然な時勢人情と思っては大間違いで、不養生を長命の道具だと思うようなものだ。しかるに、この時勢人情は、「当今《とうこん》何方《いずかた》も同病」となっており、政治にたずさわる者たちを悩ませている。

　病は重く、「篤《とく》とその病根を見定め、千変万化、神算妙術をつく」さねば、「とても大丈夫の体には直」らない。そこで治療法として、「補剤も瀉剤《しゃざい》も脚湯《きゃくとう》も発泡法も、その道具立て種々入用に」なる。ただし、それらを一度に使っては元気を損耗するだけで効果はない。それぞれ用いるべき「時限機会と申すもの」がある。そこに、医師であれ為政者であれ、能力の分かれ目があるのだ。

左内が診立てた福井藩の病は、「虚弱の勢ひ、加ふるに内部壅閉《ようへい》を兼ね居り、その上養生法宜《よろ》しからず」というものだった。

虚弱の勢いとは、旧弊がいっこうに改まらず、士気が軟弱で浮薄、俸禄を無駄に消費し、主君の真意を深く受け取らず、上司への媚びへつらいを第一とする心が姿形に現れていて、恐れ入るばかりの不忠の至り、憤懣に堪えぬ有様のことだと、怒りをこめて言う。

また内部壅閉とは、内が閉じ塞がっていることだが、まずは藩校の教育問題である。学校は政治の根本をなす重要なものなのに、運営の改革もなされず、実りのない議論ばかりしている。さらに、武備の改革が半端なままで進んでいないこともだと言う。

肝心なのは養生法だが、それがよくないというのは藩主の側に補佐、教導できる者が乏しいために、施政の結果を急いでかえって逆効果になったり、配慮がすぎて優柔不断な感じになり下々に真意が伝わらない弊害となっていることだと言う。

このように左内は藩政の問題点をあげて、それを五つに整理して、これは「たとへば人身五臓六腑に病あるが如し」と、その病の重さを指摘する。

「かくの如き大病を直」すことは、小さな部分ごとの論にとらわれていてはできない。

「実に大明断、大勇猛、大慎密にして、ことごとく至公至誠《しこうしせい》の筋に」基づくところから発した方法でなくては、「とてもとても根治は出来申さず候」。

明晰で行き届いた判断をし、大鉈《なた》を振るうように大胆に、私心のない公正な方法で治療しなければ、この大病の根治はとてもできるものではないのだ。それなのに、国是をいかに定めるかなどとむなしい議論をしているときではあるまいと、まるで上司をやりこめているような気配さえ感じられる。それだけ雪江を信頼してもいたのだろう。

この年七月、帰国した左内は藩校明道館の責任者に任ぜられ、教育改革を断行する。さらに翌年八月には江戸藩邸で松平慶永の側近（侍読《じどく》兼内用掛）になった。よき養生法がなせるようになったわけである。

左内、奔走する

左内が側近となったとき慶永は、一橋慶喜を将軍の継嗣《けいし》（跡継ぎ）とすべく奮闘中だった。

嘉永六年（一八五三）に浦賀に来航したペリー艦隊が来春の再来を告げて出航してまもな

く、将軍家慶が没し、家定が十三代将軍となったが、家定は虚弱で跡継ぎが望めず、重大な時局に対処する能力にも欠けていた。養子を迎えて継嗣とする必要があった。

アヘン戦争に勝利したイギリスが清国に香港の割譲や多額の賠償金などを課す南京条約を一八四二年に結ばせたことは、異国への対応次第で日本も同様な事態になるという危機感をもたらしていたが、幕府で要職に就けるのは直臣団、すなわち譜代大名と旗本、御家人だけで、親藩(御三家)、家門(縁戚)、外様の諸藩は幕府の政策決定に関わることができなかった。挙国一致的に対処すべき状況にあっては、諸藩がともに議論してことを決すべきではないかと考えた慶永は、水戸藩の前藩主、徳川斉昭の実子で一橋家を継いでいた慶喜を次代将軍にすることを通じて、この変革を実現しようともくろむ。薩摩藩の島津斉彬《なりあきら》ら有志の大名と連携し、老中の阿部正弘からも協調の意向を得た。これに対し譜代筆頭の彦根藩主、井伊直弼《なおすけ》らは、家定の従弟の紀州藩主、徳川慶福《よしとみ》を推す。先例に従えば慶福が継ぐのが順当ではあった。しかも安政四年(一八五七)六月に、阿部正弘が病死する。痛手だった。左内が慶永の側近となったのは、その二ヶ月後のことである。

左内は慶永を助けて、親藩や外様もあわせた連合政権を構想し、諸侯の周旋につとめて連携者を増やした。その鋭理な弁舌の説得力には、勘定奉行の川路聖謨《としあきら》など、多くの者が感服したという。きっと左内は、「大医」の気概で奔走していたことだろう。

その頃の大奥では、斉昭のことを嫌う者が多かった。日本史・神道学者の角鹿《つのが》尚計《なおかず》の著『橋本左内』によると、その大奥への対策を命じられた左内は、薩摩藩の西郷吉之助（隆盛）と組んで、「左内の秘策」を実行したという。慶喜の人となりを記した「橋公行状記」と題する小冊子を作って、西郷のルートを通じて大奥に配布し、慶喜への好感度を高めようとしたのである。薩摩藩主、島津斉彬の養女で将軍家定に嫁した篤姫やその側近の女官を通じて、斉昭嫌いの中心だった将軍の生母本寿院、その姉の本《ほん》立《りゅう》院らを懐柔しようとはかったのだが、このような工作はかえって本寿院や家定を怒らせてしまい、計画は失敗に終わる。

次いで左内は、慶永の密命を受け、京へ向かった。「桃井伊織・亮太郎」の変名を用いての隠密の旅である。通商条約の勅許を求めて老中、堀田正睦《まさよし》が入京するのにあわせ、朝廷工作をするためだ。公卿らに賄賂を贈り、条約勅許を説得してまわった。だが朝廷の攘夷方針は変わらない。

そこで左内は、継嗣問題に的を絞ることにした。慶喜が継嗣になれば、おのずと通商条約も勅許されると考えたからだ。交渉は順調に進み、将軍継嗣についての沙汰書に「年長、英明、人望」の三条件を満たす人物という文言が盛り込まれることになった。

これで慶喜が継嗣に決まったと、大役を果たした満足感を左内は味わっていたことだろう。

ところが、関白の九条尚忠から堀田正睦に渡された沙汰書には、肝心の三条件が書かれていなかった。慶福を推す南紀派からの邪魔が入ったらしい。これでは、どちらを推すものでもなく、意味がない。なんとか九条の口上で「年長」の二文字だけは加えることができたが、それも南紀派の妨害によって除かれそうになったのを、左内が激論し、かろうじて「年長ノ人ヲ以テ」と貼紙で付加することができたという。[※8]

この条件さえあれば、継嗣はおのずと慶喜に決まるはずだった。

だが将軍家定は、自分がまだ若いにもかかわらず後継者を決めねばならないと主張する一橋派に怒りと疑いを抱いていたうえに、堀田正睦が条約の勅許を得られずに帰ったことに激怒し、いきなり井伊直弼を大老に就任させてしまう。安政五年四月二十三日のことである。

それからまもなくハリスから、日米修好通商条約の調印をさらに延期するなら、第二次アヘン戦争（アロー号事件）で勝利したイギリスとフランスの艦隊が押し寄せて屈辱的な条約に調印させるだろうと脅される。幕府の評議では、ほとんどの者が調印すべきだと主張した。直弼は勅許を得てからの調印を主張していたのだが、やむをえず調印を許可してしまう。大名らには条約に反対していた者はおらず、かつては攘夷論者だった慶永も左内の説得もあって開港論者となっていた。しかし、こうなると勅許なく調印したことが攻撃材料となった。慶喜や慶永が直弼に面会して批判し、さらに水戸の斉昭・慶篤父子、尾張の徳川慶恕《よしくみ》の三人が江戸城へ押しかけてきて違勅調印を責めたて、継嗣問題を将軍の前で決定することや慶永を大老にすることを迫った。

しかし、すでに条約に調印してしまった以上、継嗣問題には条約問題の対処としての意味はない。六月一日、直弼は慶福を継嗣と決め、二十五日に発表した。そして七月五日には、慶永や斉昭たち慶喜を推して運動した大名を、隠居や謹慎に処した。

その処分の翌日、家定は脚気の悪化で死去する。慶福は、十三歳にして十四代将軍、家茂となった。

安政の大獄

勅許なく条約に調印したことに激怒した孝明天皇は、斉昭らへの処分を取り消すことや、今後は諸大名で合議して対処することなどを要求する勅命を発した。のみならず、このことを水戸藩から列藩に伝達するよう命じて、密勅を水戸藩に送った。もし水戸藩から列藩に伝達されて国事が動くようなことになれば、幕府の威信は完全に失墜することになる。幕府はこのことを隠蔽し、水戸藩にも伝達を禁じた。しかし朝廷がみずから勅書の写しを諸藩に広め、密勅の存在は知れわたる。幕府への批判は高まった。

直弼は朝廷に、条約調印は開戦を避けるための一時的な策にすぎず、武備が整えば鎖国に戻すのだと説明することで、かろうじて勅許を得た。むろん、できるはずのないことで、しかも外国に知られてはならないから公表もできず、批判を抑える役には立たなかった。

そこで直弼は、継嗣問題で運動した者たちや、密勅に関わった者たちをはじめとする、危険分子の弾圧を始める。恐怖による権威の回復をはかったのだ。「安政の大獄」である。百数十人が何らかの処分を受け、八人が死刑になった。遠島だろうと思っていた吉田松陰が死罪とされたように、直弼の判断によって通例をこえる厳罰がくだされた。左内も斬刑に処された。二十六歳だった。誰もがこの若者の無念を想わずにいられなかったのだろう。刑場に引き出されても端然と落ち着いていた左内が、斬首の直前、しばし待てと頼んで、さめざめと泣いたという伝説が生まれた。

儒と医のヒエラルキー

左内は「大医」たらんとしたが、早くから医師よりも武士としての意識が勝っていたようだ。十五歳のときに自らを戒め鼓舞すべく書いた手記『啓発録』に「嗚呼、如何せん、吾が身刀圭《とうけい》（医師）の家に生れ、賤技に局局として、吾が初年の志を遂ぐる事を得ざるを」と記している。「初年の志」とは、立身して主君の役に立ち、家名を高めることである。対して医業は、ちまちまとした「賤技」でしかなかった。

医師をそのように賤視したのは、左内だけではない。儒者は医師を、「方伎《ほうぎ》」や「賤《せん》技小工《ぎしょうく》」、すなわち技術者にすぎないと表現した。君子たるべく学問を修める儒者とは、比ぶべくもない卑小な職とみなしていた。ことさら医師をそう言うのは、科挙制度のなかった日本では学問が立身出世の役に立たなかったので、収入を得るために医業を兼ねる儒者が多かったからである。そのような兼業者は「儒医」と呼ばれた。漢学は医師の基礎教養でもあったから、儒者には兼ねやすい職業だったのだが、君子たらんとする者が「賤技小工」をなりわいとすることを批判する儒者も少なからずいた。現実で近接していたからこそ、峻別も強く意識されたのである。

儒学を奨励した五代将軍綱吉の頃から、統治者は君子たるべきであるという意識が為政者に強まり、儒学は武家に欠かせない教養となっていく。そうなれば医業との隔てもより強く意識されるようになる。いち早く儒学による藩政改革をおこなっていた水戸藩主、徳川光圀《みつくに》は、その峻別を強く主張した一人だった。

寛文三年（一六六三）に「武家諸法度」を改訂する際、駕籠《かご》に乗ることを許す特例が「医陰両道（医者と陰陽師）」となっていたのを、「儒医両道（儒者と医師）」に変えようという提案があり、議論になったことがある。

「殿中に出入りする儒者はすでに駕籠に乗っている。市中の読書する者の大半が医師を兼ねていて儒者と並べられるような者は稀れだから、旧文のままでよい」

このように反対する者もいたが、変更する方がよいという意見に傾いていく。

「京都以外では陰陽師が駕籠に乗ることなどないので、武家諸法度には記す必要がない。儒の字に替えれば、志学者の励みになろう」

「医陰と言えば、医が上にあるとはいえ陰陽師と並ぶことを恥ずるであろう。もし儒医と改めれば、儒の下にあるとはいえ並び称されることを医者も栄誉として喜ぶであろう」

このあたりで皆も納得し、「儒医両道」とすることに決まりかけた。ところがそこで光圀が口をはさむ。

「儒者は読書する者とは限らない。我輩なども儒者である。どうして医と並べて両道などと言えようか。そのようなことをしては末代まで嘲られようぞ」

鶴の一声で覆った。このときの光圀の主張は諸書に記されて有名だったという。

その後、天和三年（一六八三）の改訂で「儒医諸出家」と、儒者、医者、僧侶の三者に改められたが、宝永七年（一七一〇）に新井白石が改訂したさいに「医師僧家」とまた儒者が外され、それからも「儒医諸出家」に戻されたり「医師僧家」になったりと、表記は揺れ動く[※9]。

儒者と医師には、このようなヒエラルキー意識からの緊張がつきまとっていた。しかも医学と儒学のどちらも修めた医師も多かったから、その自意識には複雑なものがあったかもしれない。それでいっそう国を治す上医という理想像が医師には魅力的だったのではなかろうか。

権田直助も、皇国のために古医道を広めようと考えていたが、政治状況が混迷、緊迫してくると、それだけではとても気持ちがおさまらなくなる。

薬師の神習ふ身のかひもなく
　国の病は見つゝ過てき[※10]

国の為君の御為と医師のくすゝる
　かひも無き浮世哉[※11]

為政者である武士の左内と違って一村医でしかない直助が天下を憂い、やがて行動にも出るのは、勤王家たる草莽の熱情からではあったが、医師としての自覚が、「国の病」を見過ごしていられないという思いをいっそう昂ぶらせるのである。

いく薬いまは何せむ世の中を
　思ふなやみのはてしなければ[※12]

二　治療としての倒幕

直助、京へ向かう

幕府にとって、孝明天皇の密勅が水戸藩にあることは危険きわまりなかった。それで密勅の返却を水戸藩に命ずる沙汰書を出すよう朝廷に依頼し、それを元に水戸藩に返納を要求した。見え透いた言い訳で返そうとしない水戸藩に、幕府は督促を繰り返す。水戸藩内では、返そうという「鎮派」と、返してはならぬという「激派」とに分かれて対立し、万延元年（一八六〇）三月三日、激派の者たちが脱藩の届けを書いてから、登城する井伊大老の行列を桜田門外で襲って暗殺する。

藩主を討たれた彦根藩士は激怒した。だが大老を襲ったのは浪人たちであって水戸藩士ではないので、幕府は水戸藩に処罰を下すことができない。とにかく密勅は返させようと手を尽くすも、斉昭が急死したことで、すべてうやむやになる。こうして幕府の無力さが露呈し、権威はいよいよ低落した。

このような成り行きを見つつ、直助は「国の病」にいらだっていたのである。『詳伝』はその様子を次のように記す。

今は、早、国事を座視するに忍びず。匙を投じ、筆を抛《なげう》ちて、専ら勤王の志士に結び、義気を鼓舞す。病者、治を請ふあれば、皆、これを門人に委ねて顧みず。慷慨、みずから禁せずして曰はく、「人の病は猶小なり、国家の病は甚だ大なり。われは、その小きものを後にし、大なるものを先にせむ」と。

人より国を治すことが先だと、治療も執筆もなげうって、勤王の志士らと交わり気炎をあげていた。直助の門に入る者はますます増えたが、「隠然として、志士の梁山泊たる観あり」という有様だった。

文久二年（一八六二）十一月、ついに直助は京へ発つ。以前から五条為栄《ごじょうためしげ》に招かれていたという。国事の中心地はすでに京都に移っていた。そこでは直助より早く気吹舎の面々が暗躍を始めていた。直助の上京はそれと連動するものだったようだ。

気吹舎の情報探索と政治活動

平田派の人々の京都での活動は、秋田藩の密命を受けた情報探索から始まった。

平田篤胤は天保十二年（一八四一）に、幕府から著述を禁じられ、生国の秋田へ帰国させられた。医師で医学史家の服部敏良の著『江戸時代医学史の研究』によれば、妻と秋田へ向かう途中、秋田領の飛び地である野州仁良川《にらがわ》（栃木県下野市仁良川）に逗留して雪解けを待っている間に、妻が病んだのを治療し、また陣屋役人の娘の病を治したことから、治療を求める人々が集まり、「活薬師《いきやくし》」と呼ばれたという。秋田藩は篤胤を藩士として迎えたが、仁良川での評判が秋田にも伝わっており、藩主の病について御側医師から医案を求められる。容態を聞いて、処方を上申し、祈禱も行ったところ、藩主は快癒した。それで診療依頼が相次ぎ、迷惑がりながらも、藩の要職者たちの難病を次々に治した。評判は高まる一方だったが、そのために医師らの嫉妬を買うはめにもなったという。江戸へ戻ることを望んでいたが、秋田に帰って二年後の天保十四年に没した。

篤胤の養子で気吹舎を継いだ銕胤《かねたね》は、秋田藩士の身分も継承した。その子の延胤《のぶたね》が秋田藩に京、大坂での情勢探索を進言し、みずからが密命として受け、文久二年（一八六二）六月七日から約一ヶ月、京に滞在し、門人、知人を通じて政治情報を収集した。こうして秋田藩の密命による気吹舎ネットワークの活動が始まった（以下、秋田藩と関わる延胤や鉄胤の活動については、天野真志『幕末の学問・思想と政治運動』を参考にして記す）。

気吹舎のネットワークを駆使して入手した情報は、質、量ともに充実したものだった。それだけでなく、一橋慶喜と松平慶永を要職につかせるよう幕政改革を要求するため江戸へ向かった勅使の大原重徳、随従した島津久光に秋田藩主も協力してほしいという、岩倉具視からの依頼をも伝えてくる。秋田藩に内密の勅命を出すことも検討しているとのことだった。

岩倉は下級の公家だが、条約勅許問題などで朝廷が政治に重みを増すなかで、中・下級公家を組織して朝政を動かすようになり、公武一和の方向に主導して、この年の二月には皇女和宮と将軍家茂の婚儀を実現させている。天野真志によれば、岩倉が延胤に託した依頼は、実際は延胤が岩倉に提言し、改めて岩倉からの依頼という形をとったらしい。延胤は、秋田藩を薩摩や長州のように国事に参画させたかったのである。

だがまもなく、破約攘夷論に転じた長州藩と結んだ三条実美《さねとみ》ら、急進派の中・下級公家たちによる公武合体派排斥の運動が高まり、八月二十日、岩倉は失脚する。洛外へ追放され、郊外の岩倉村に隠棲した。もし秋田藩が岩倉の要請に応じていたら、京での立場は微妙になりかねないところだった。

それでも秋田藩は延胤に続いて、銕胤にも上京を命ずる。翌年の将軍家茂の上洛に藩主佐竹義堯《さたけよしたか》が供奉するが、それに先発して上京する家老の宇都宮帯刀《たてわき》に随従せよと命じたのである。むろん気吹舎の情報網をさらに利用するためだ。銕胤は、秋田藩が薩長土のように国事活動をするつもりでないのなら、自分が上京することは藩に危険を招く恐れがあると危惧を伝えたが、藩命は変わらなかった。

その銕胤の上京にやや先だって、直助も京へ向かって旅立ったのである。

直助、京で討幕を説く

京で直助は、塾を開いて古医道を教え、ときには請われて診療し、また諸家を訪れて蔵書を書き写したり、五年前に書いた『西洋医説弁』を出版したりと、精力的に活動する。むろん国事にも奔走し、公家や諸藩の有志、浪士、草莽たちとの交流を深めた。塾には、政治活動をカモフラージュする意味もあったのかもしれない。『詳伝』は、「直助の齎《もたら》したる土産物」は「其の火の如き熱誠の凝りて成りたる、最も急進なる、最も過激なる幕府追討論なり」と記す。かつて『神遺方』を閲覧するために入門した錦小路頼易の子の頼徳《よりのり》や、直助を京に招いた五条為栄《ためしげ》とはとりわけ親密に語りあった。

殊に、さきに、招請の意をいたされし五條為栄卿の如きは、最も、直助の学を慕ひ、常に、其の邸において、師事し、相共に、大義を画策せられつ。朝紳（公家）の間に、討幕の議論盛になりしは、実に、直助が鼓吹の力与りて、多きに居れりといふ。又、野においては、諸藩、および草莽の志士に交り、其急進過激なる討幕説を注入せり。直助の門下等、また漸《ようや》く集る。[※13]

直助の門人だけでなく、各地の平田派の国学者たちも京へと集まってくる。直助の一党もその一部と見るべきなのだろう。直助らが京都でしたことは、討幕への導火線に火をつけ煽って回ることだった。

その活動はときに、軽薄なパフォーマンスともなった。文久三年（一八六三）二月二十二日深夜に、等持院を襲って足利尊氏、義詮《よしあきら》、義満の木造を奪い、南朝に対する逆賊とする罪状を宣告して首を引き抜き、三条河原にさらした「足利三代木像《もくぞう》梟首《きょうしゅ》事件」である。三条橋詰の制札場に張り出した斬奸状《ざんかんじょう》で、今の世にはこの賊をこえる罪悪をなす一党がいる、旧悪を悔いて朝廷を補佐し、償う処置をしないなら、「満天下の有志、追いおい大挙して罪科を糾《ただ》すべき者なり」と、あからさまに倒幕の意志をアピールしていたから、会津藩兵百名を動員しての大捜査が行われた。実行犯は平田派門人が中心で、捕縛された九名のうち二人は直助の門人だった。

直助は犯行には加わっていないが、嫌疑のかかった者の逃亡の幇助など後始末には苦心したらしい。

この事件からまもなく家茂が上洛する。天皇からの政務委任を確認する勅を受けるためだった。ところが政務一任の勅書を受け取った翌日に、国事に関わることは事柄によっては朝廷から直に諸藩に沙汰を出すという勅語が、将軍に下されてしまう。そのようなことをなくすための政務一任の確認だったのに、これでは意味がない。上洛は無駄足どころか、攘夷実行への圧力を強められただけだった。実行の期限を切るよう要求され、期限を五月十日と奏上してしまうのである。

それは条約破棄の交渉を始める日という意味だったのだが、五月十日になると長州藩が今日で条約は破棄されたとし、関門海峡にいたアメリカの商船を砲撃する。さらにフランス、オランダの船も砲撃した。全面戦争となる可能性を高めて幕府を追い込めば体制改革ができるという、平田派に見られたのと似た考えによる開戦だった。六月にはアメリカ、フランスの軍艦から反撃を受け、長州の海軍力はほぼ壊滅、砲台も占拠される。

その六月に、幕府が攘夷に関する意見を諸藩に求め、秋田藩主、佐竹義堯にも参府の要請があったが、義堯は病気を理由に断り、情勢をうかがっていた。そこへまた延胤が意見書を出す。

攘夷の期限を過ぎても実行しない徳川は朝敵逆賊であるから討伐せねばならない。八百年にわたる朝恩を受ける佐竹家がここで武威を示すべきであり、そうすれば征夷大将軍の任を得ることにもなろう。天下の大権を掌握する大機会である、と上申したのである。[※14]

長州の動きに触発されて血気にはやったのだろうか。

このときも危ういタイミングだった。長州藩士らと結んだ中・下級の公家たちに御されていることに我慢ならなくなった孝明天皇が、その排除を決意したからである。八月十八日未明、薩摩、会津、淀三藩の兵が禁裏の門を固めるなかで会議を開き、三条実美ら急進派の参内差止と他行禁止、さらに長州藩兵の本国引き上げを命じた。十九日、長州藩の兵たちの帰国に、脱走した急進派の公家たちも同行する。「七卿落ち」である。七人のなかに、錦小路頼徳もいた。頼徳は長州で病没する。

翌年、長州藩では、政変の首謀者たる会津藩主、松平容保《まつだいらかたもり》を討つべしという主張が高まったが、行動を自重しているうち、池田屋事件が起こる。六月五日、長州や土佐の浪士らが池田屋に集まり蜂起の計画を話し合っていたところを、新撰組に襲撃され、七人が殺害され、多くが捕縛された。これで長州藩は挙兵を決する。七月十九日、軍勢が京に入り、内裏に迫ったが、会津、薩摩と激闘の末、敗北する。「禁門の変」である。

長州藩は、禁裏に砲撃を加えた朝敵となった。天皇は幕府に長州藩追討の勅命を発する。幕府は西国二十一藩に出兵を命じた。また八月五日、英仏蘭米の四国連合艦隊十七隻が、これまでの報復として下関を砲撃、さらに陸戦隊二千人以上が上陸して占領、破壊を行った。

一方、関東では三月二十七日に、水戸の激派が筑波山で挙兵していた。「天狗党の乱」である。横浜鎖港を幕府に実行させるため、横浜居留地に駐屯する英仏軍を追放しようとしての挙兵だった。その対応をめぐって幕府内では激しい対立が起こったが、最終的に家茂は鎮圧を命ずる。しかし八月には筑波勢は数千人にまで膨れあがっていた。

このような情勢のなかで直助は、帰郷する。

錦小路頼徳は没し、長州藩は朝敵とされ、五条為栄も長州勢に加わっていたため参朝を禁じられていたから、活動が難しくなっていたのだろう。探索も厳しくなっていた。今は京より、むしろ郷里でこそ有効な手を打てると思っての帰郷だったようだ。同志である根岸友山《ゆうざん》、落合直亮《なおあき》とともに挙兵し、長州藩を支援しようとしたらしい。友山の「履歴書」に、「大平、筑波の挙兵ありて関東騒然たるを以て、権田直助、落合源一郎等と謀り、兵を上武の間に挙げ、常野の兵と暗に応援して事を為さば、関東益擾乱せん」との記述があるという。[※15] 大平は友山、源一郎は直亮である。天狗党に呼応してひと暴れし、関東をさらに「擾乱」させるつもりだった。

だが直助が毛呂本郷に着いた十月のうちに、長州藩は征討軍に恭順を示す。直助らには同志を集める暇もなかっただろう。天狗党は各地で戦っては人数を減らしつつ、天皇に尊皇攘夷の志を伝えようと西へ進んでいったが、十二月十七日、敦賀で投降する。

それからしばらく直助は、郷里で忙しい日々を送った。古医道の研究、執筆もしたが、入門者ばかりでなく、同志が各地から訪ねてきて、落ち着く暇もなかったようだ。

三　幕府医官の漢蘭対決

家茂の最期

慶応二年（一八六六）七月、将軍家茂は大坂城で病床に伏していた。侍医の松本良順は不眠不休で見守り続けた。

ある夜更け、家茂が眠っているところに老中の小笠原長行《ながみち》が拝謁を求めてくる。良順が「ようやく熟睡されたところですので、明朝になさってください」と止めるのもかまわず、病室に入って将軍を起こし、話しこんだ。退出した後、脈拍が「大いに増加し、それより煩悶を発せられ、輾転《てんてん》反則ついに暁に達」したという。以後、病状はますます悪化していった。[※16]

前年の閏五月に長州処分のため京坂へ「将軍進発」してきて以来、あいかわらずの条約問題や長州藩への再征、その苦戦という悩ましい事態が続いていた。

条約問題では、家茂の在坂にあわせて英仏蘭米の四ヶ国公使団が軍艦九隻を連ねて大坂湾に侵入、兵庫沖に停泊して、全面開戦も辞さずという態度で条約履行を迫る。老中らは独断で兵庫の期日前開港を承諾したが、それを知った後見職の慶喜はすぐに開港予定を延期させ、その前に勅許を得るようにと動く。将軍職の辞表を朝廷に送って帰途についていた家茂を引き返させ、辞表も取り戻した。

内裏で夜を徹しての評議が重ねられた。だが、いっこうに決着がつかない。そこで在京有力諸藩の留守居や外部との交渉を担当する周旋方を集めて一人ずつ意見を聞いた。この前代未聞の経緯を経て、ついに孝明天皇は条約の勅許を決める。

そうこうしている間に、長州藩では「将軍進発」に反発して、戦争の準備を着実に進めていた。薩摩藩と密約を結び、大量の小銃を買い入れ、軍制改革を行って近代的な編制や戦術の調練を行い、対決に備えていた。

慶応二年二月、家茂は長州への出兵を三十二藩に命ずる。しかし多くの藩は戦闘に消極的だった。もはや将軍の威光はなく、むしろ反発が強まっていた。六月七日、幕府の軍艦が砲撃を開始し戦端が開かれたが、長州藩は手強い。高杉晋作が独断で購入した木造蒸気船も活躍した。外部からの支援もあった。

苦戦するなか、家茂は病に倒れた。心労が続いたせいもあったろうか。小笠原老中が病床に眠る家茂を起こした用件は、征長総帥の紀州徳川侯からの親書で、副将の松《まつ》平《だいら》伯耆守《ほうきのかみ》が長州藩に欺かれて捕虜を解き放ったことは軍律違反だと、処分について上申してきたことについての相談だった。朝まで待てないような緊急の用件ではなかったのだ。そのようなことで家茂の病状がひどく悪化したことや、その後では征討軍の敗戦の報せを老中らが将軍に一切伝えなかったことに、松本良順は強く憤っている。

家茂の治療には、十名の侍医団があたっていた。すべて蘭方医だった。家茂が蘭方を好んだためという。とりわけ良順は将軍からの信頼が篤かった。他の医師が二時間ごとに交替して将軍に近侍していたなか、良順だけは交替が許されなかった。つきっきりで、眠りもとれず将軍を見守り続けた。

そうして三週間が過ぎた。限界だった。意識がもうろうとしていた。良順は将軍に、二時間の休息を願い出る。

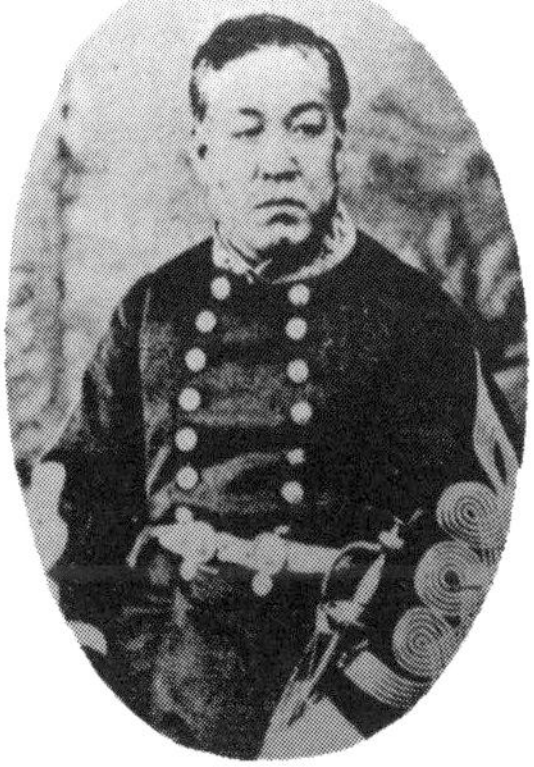

明治４年の松本良順

将軍は指折り数えてから、答えた。

「汝は常に睡眠を好んで、平生とりたてて事もない日には座眠するのが常だと聞く。それが二十日以上も眠らずにいたとは、まことに憐れなことだ。そうではあるが、汝を放すことはできぬ。我が布団に入って共に寝よ」

断ることもできず、布団に入り眠ったふりをした。良順は述懐する。

「何ぞ眠ることを得んや。しばらく睡眠の状をなして、ひそかに蓐《しとね》を出でければ、公には大いに喜ばれたり。君上と同衾するの苦は、百日眠らざるより困《くる》しかりし[※17]」

将軍は無邪気に喜んだ。それから二、三日後に、息を引き取る。臨終のとき、良順は左手で脈を、右手で心臓の拍動を診ていた。それが絶えると、遠くに列している人々に目で示し、退いた。将軍は二十一歳だった。

漢方医師団、大坂へ

家茂が病床にあったとき、その病が重くなるばかりだと聞いた天璋院（篤姫）と和宮は、さらに五人の奥医師を大坂へ派遣させた。みな漢方医である。蘭方でよくならないのなら漢方でという考えだろう。

漢方医の一行は七月十一日、江戸を出発した。大雨で河川が氾濫し東海道の通行が難しかったので、品川から船で横浜へ行き、そこからイギリス船に乗った。十六日に大坂に着き、すぐに登城する。良順が将軍と同衾した前日か、前々日ということになる。

医師は一人ずつ診察してはそれぞれ医案を記し、封じて提出する。医師団に加えられていた浅田宗伯《あさだそうはく》は、「脚気衝心《かっけしょうしん》」の徴候がすべて揃っており、日を置かずして「不測の変」があろうと診断した。脚気衝心とは、脚気がひどく進んで心臓を冒すにいたった状態で、心悸亢進《しんきこうしん》や呼吸促迫などが起こる。脚気は江戸には多い病気だから、漢方医たちには明らかで、みな同様な診立てだったようだ。

だが良順は、心臓内膜炎と診断していた。オランダ人医師ボードインに学んだ病名である。その診断と治療方針が継続され、漢方医の医案は採用されなかった。家茂自身の意向もあったかもしれない。宗伯は、脚気だという明らかな徴候を列挙して反論したが、容《い》れられることはなかった。

浅田宗伯の「折衷」

浅田宗伯は、文化十二年（一八一五）、筑摩郡栗林村（現在の長野県松本市島立）の医師の長男に生まれ、医学、漢学を学び、京都へ出てからは頼山陽《らいさんよう》に国史、大塩平八郎に陽明学を学ぶなど、さらに幅広い教養を身につけた。江戸で修業、開業し、高遠藩の藩医などを経て、安政五年（一八五八）に幕府の御目見得《おめみえ》医師となる。優秀な町医が旗本なみの待遇で取り立てられて将軍への拝謁を許されるのが、御目見得医師である。実力による地位だった。

　宗伯は、世間で門戸を張る医師について、「学を講ずる者は徒《いたずら》に経義訓詁《けいぎくんこ》を事とし、而《しか》るに治術に精《くわ》しからず。専ら治療する者は膚浅《ふせん》にして学殖無し。衒術《げんじゅつ》は世に媚び仁ならざることも亦《また》甚《はなはな》だしきかな」※18と見た。売りこみにたけて世に媚びる医者への批判は当然のものだが、学か術かに偏った医者ばかりであることを問題としているところに、宗伯の医療観が示されている。学と術とに分かれている現状を引き緊め一つにしようと、宗伯は考えたのである。後世派の医理を考証し、その妥当なところと古方派の術とを合わせて一つにするのである。流派としては折衷派（考証派）と呼ばれる。

　宗伯は「従来古方に私淑し」、証に随って治療してきたが、二十年あまりも親しんできた漢詩から気づかされたことがあったと、日記※19に記している。それは、詩は詩法を脱してこそ有法の詩になるという発見だった。法を離れては体《たい》を傷《やぶ》り気を傷《やぶ》るだけだから、詩作者はまず法に入らねばならない。それから法を出ると、無法であることがすなわち有法となっている。医師も同様で、最初から医の法則を無視しては危険でしかないので、まずは法を学ぶ必要がある。だがその後、法から出て自在に治療できるようになってこそ、本当の法ある治療となる。この域に達しなくては医者とは名乗れない、と宗伯は記す。それが学と術との総合ということだった。

宗伯の実力

家茂の治療のため大坂へ派遣されたとき、宗伯はまだ奥医師ではなく、侍医となれる身分ではなかった。それで大坂に着いてから奥医師に任ぜられている。実力ある医師に診察させるために、特例的な措置がとられたのだろう。

宗伯の実力はよく知られていた。たとえばこの前年には、フランス公使のレオン・ロッシュが、それまでの治療で効果がなかったからと「名医を幕府に請」うたのに対し、幕府は宗伯と鍼医《はり》の和田氏とを選んで派遣している。幕府としては国の威信のかかった人選だっただろう。宗伯は、昔の腰の打撲が主原因であると診て治療した。ロッシュは陸軍大将だったときに馬を撃たれて落馬したことがあり、

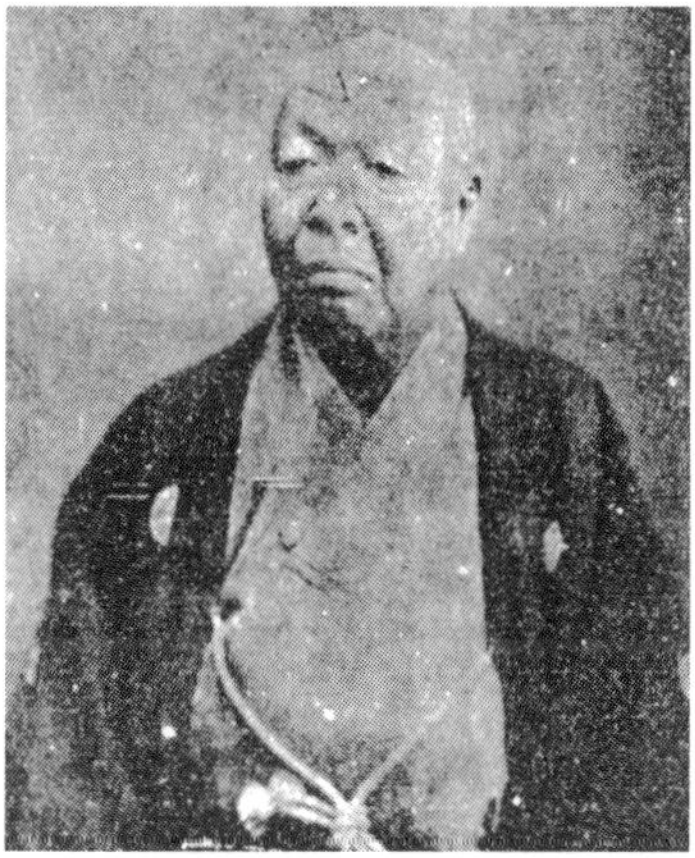

浅田宗伯の肖像（国立国会図書館・近代日本人の肖像）

それ以来の悩みだったと言う。四日後にはほとんど癒えたので、宗伯が別れを告げると、ロッシュは感謝し、このことを皇帝に伝えるので皇帝から謝礼を贈るだろう、また日本に名医ありという記事をフランスの新聞に載せて世界中に知らせよう、と述べた。後にナポレオン三世から時鳴鐘（時報つき機械時計）二つ、絨毯三巻が贈られてきたが、官吏が盗み取って、宗伯には銀十錠だけが渡されたという。[※20]

後に福沢諭吉はこの件について、ロッシュが横須賀製鉄所、造船所の建設を提案、受注するため勘定奉行の小栗《おぐり》忠順《ただまさ》と親しい宗伯に治療を求めて接近をはかったのだと断じたが、このときすでに建設の契約済みなので、それはありえない。[※21] 緒方洪庵の適塾で学んだ諭吉の漢方医に対する軽侮が生み出した妄説だろう。

宗伯のほうも洋医を嫌った。西洋医学を批判した理屈はわからないが、[※22] 学んだ法を脱しなくては医師とは言えないという考え方からして、学に傾く洋医とは相性が悪そうではある。宗伯の日記や治験録には、西洋医が治せなかった患者を治したという記述がしばしば見られる。

大坂城での対決も、その一つだった。

家茂は七月十八日夜から激しく苦しみだし、二十日朝に亡くなる。

診断は、宗伯ら漢方医が正しかった。彼らの到着から四日後に亡くなったことを思えば、どのみち間にあわなかったのかもしれないが、宗伯を知る者は、適切な治療の機会をみすみす失ったことを遺憾とした。むろん宗伯自身はなおさらである。

その頃、長州では征討軍が敗戦を重ねていた。将軍の死は秘匿され、公にされたのは一ヶ月後の八月二十日。その翌日、将軍死去を理由として征長停止の沙汰が出される。幕府軍は敗退した。

良順の縁談と漢蘭の対立

松本良順自身は家茂の診断を誤ったとは思っていなかっただろう。良順は、漢方医に強い敵対心を持ち、滅ぼすべきものと考えていた。十八歳のときに不愉快な思いをして以来のことのようだ。自伝も、その件から書き出されている。良順は、天保三年（一八三二）、江戸麻布で蘭方医、佐藤泰然《たいぜん》の次男に生まれ、嘉永二年（一八四九）に松本良甫《りょうほ》の娘とき子と入婿縁組する。その縁談を、幕府医学館の館長、多紀元堅《たきげんけん》から妨害されたのである。

医学館は、元堅の二代前、奥医師だった多紀元孝が明和二年（一七六五）に私財を投じて開設した医学校、躋寿館《せいじゅかん》に始まる。寛政三年（一七九一）に官立とされ、医学館と改称、館長を多紀氏が世襲した。幕府医官を養成する、漢方医学の中央教育機関のような存在である。

あたりまえのことだが、杉田玄白《げんぱく》ら蘭方医が登場した当時から、漢方医には、蘭方に興味を持つ者もいれば、毛嫌いする者もいた。

たとえば宇田川玄随《げんずい》（一七五五―九七）は、西洋医術など論外だと唾を吐いて罵るような人々に囲まれて育ったという。玄随も当然、漢学と漢方医学を学んだ。だが人づてに桂川《かつらがわ》甫周《ほしゅう》、大槻玄沢《おおつきげんたく》、中川淳庵《じゅんあん》、杉田玄白といった蘭学者たちと知り合ったことで、西洋医術はみな実物に拠っており確かで詳細だと思い、西洋医学書の翻訳を志す。相談した甫周からオランダ人医師ゴルテルの内科書を与えられ、その翻訳書『西説内科撰要』を寛政五年（一七九三）に刊行した。日本初の内科医書の翻訳である。

その書には医学館の館長、多紀元簡《げんかん》による序文があった。漢方医の最高権威が蘭方医学書に序文を寄せたのである。医学史家、酒井シヅの『日本の医療史』によれば、「漢方医が蘭学書に序文を載せたのは、後にも先にもこの本の初版のときだけ」だったという。蘭方を嫌う漢方医が少なくなかったにしても、一方ではそのようなことがありえたのである。

しかし玄随の養子、玄真《げんしん》がこの書の不備を補い、病名など原語の音読みで記されていたところを、「腺」や「膵」など今も使われている文字を造って意味を通じやすくし、『増補重訂　内科撰要』として文政五年（一八二二）に刊行したとき、元簡の序文は削除されていた。

酒井は、重版で初版の序文を抜くことは珍しいとし、考えられる理由を二通りあげている。一つは漢方医側が、蘭方の台頭に脅威を感じて否定する態度を取り始め、漢方の最高権威者の序文を載せるなどもってのほかとした可能性。もう一つは玄真が、蘭方医は漢方を不合理とみなしているのだから漢方医の序文を載せるのはおかしいと考えて削った可能性である。どちらであれ、初版から重版までの三十年ほどの間に排他的な意識が強まったということらしい。

ただし玄随の自序も除かれているので、単純に序文をすべて新稿に替えただけという可能性もありうるように思う。ただ内科の翻訳書が出てから両者の関係が悪化する必然性はあった。漢方医の本領とする「本科（内科）」に蘭方医が進出し、患家を奪うようになったからである。

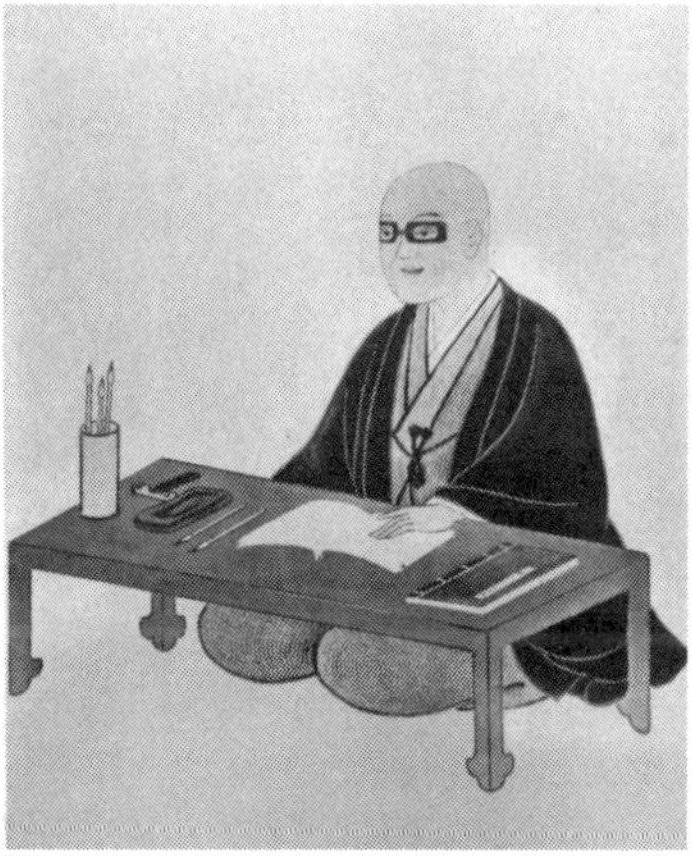
多紀元堅の肖像（藤浪剛一『医家先哲肖像集』）

明らかに対立が激化するのは、天保十三年（一八四二）に出版令が改められ、翻訳書を出版するには、医学書は医学館、その他は天文方で草稿の検閲を受けねばならないとされてからだった。改令じたいに統制を強化する意図はなかったらしいが、多紀元堅はこの権限を利用して、蘭方医書の出版を妨害した。申請のあった訳書の検閲をせずに放置したり、漢方医学の保護を理由として出版すべきではないと幕閣に上申したりしたのである。その要求は認められなかったが、なお検閲をしないことによって出版の妨害は続けられた。さすがに見かねたか、老中の阿部正弘は弘化二年（一八四五）六月に、蘭方医書の検閲を天文方の山路弥左衛門に担当させる。

それでも妨害はやまない。元堅の幕閣への働きかけにより、嘉永二年（一八四九）三月、幕府の医官は蘭方を用いてはならないとする禁令が出されたのである。「風土も違候事《ちがいそうろうこと》に付《つき》」という理由だった。外科と眼科だけは、蘭方が優れていると認められていたので例外とされた。

この禁令が出されてまもなく、良順の養子縁組の話が持ち上がる。実父の佐藤泰然と養父となる松本良甫とが親しい仲だったことから生じた縁談だった。だが良甫は幕府の医官である。それで、松本家を良順が継げば禁令に反することになるではないか、ゆえにこの縁組は許されぬ、と元堅が横やりを入れてきたのである。

医学館長にして官医の最高位である法印の元堅は、良甫が逆らえる相手ではない。だが、良順を養子にしたかったのみならず、蘭方も学んできた良甫には元堅に対する反感もあったにちがいない。阿部正弘に要望を上申した。すると、養子に重要なのは国に用をなす人物かどうかであり、優秀な若者で漢方も少しは知っているのだから、今は未熟でも松本家を継いでから修業すればよいではないかと、あっさり許可された。

老中の許可には元堅も従うしかない。だが、ただ引き下がりはしなかった。漢方医学の試験に合格したら認めようと、条件をつけてきたのである。良順は困った。それまでは泰然に蘭方を学んできて、漢方も漢学もたいして知らないのだ。それが試験まで二ヶ月と期限を切られた。

できるかぎりの力を尽くせと良甫から激励され、昼夜を徹して猛勉強した。といっても二ヶ月で学びきれるわけもない。出題されるのはきっと難問ばかりだろうと山をかけ、難題だけを徹底的に勉強した。

試験の日、医学館の大広間に法印、それに次ぐ法眼クラスの医師たち、監察や筆記官らが並び、さらに数十人の医学生が傍聴するなか、良順は進み出て平伏する。予想した通り、出されたのは難問ばかりで、答弁に悩むことはなかった。もし簡単なことを問われたら答えられなかっただろう、運が良かった、と述懐している。それでも、医学館の門を出るなり鼻血が出たという。

だが合格しても、「益々漢方医共が眼を着ける」のだった。

「一六の日には必ず医学館に出て傷寒論の講釈も聞かねばならず、かたがた洋学修業の上には妨害を加へられた。然し前のむづかしい試験を切り抜けたといふので医学館に往っても、何んとなく人が気味悪るがるやうで。案外に私を侮り得なかった」[※23]

おそらく良順には無駄としか思われなかっただろう勉強を強いられ、かつ異端視され続けた。しかも、この年の九月には翻訳書取締令が出されて、翻訳医書の出版の認可を医学館が担当することになる。安政三年(一八五六)二月には蕃書調所《ばんしょしらべしょ》が設けられて洋学が奨励されるようになるが、なお医術を学ぶには困難な時期が続いた。

蘭方医の反撃

この状況は、安政四年二月に元堅が死去するや、一変する。とりわけ良順には大きな転機が訪れた。長崎の海軍伝習所にいるオランダ人医師に医学を学びたいという願いが聞き入れられたのである。海軍伝習所設置の提案者だった永井尚志《なおむね》に願い出て、それが老中の堀田正睦《まさよし》に伝えられると、たんに海軍伝習生として派遣すればよい、それから本人が何を学ぼうとかまわぬではないかとされて、許可が出た。堀田正睦は、佐藤泰然を佐倉に招いて順天堂を開設させた佐倉藩主である。

この計画は密かに進められたが、漢方医に漏れてしまった。さっそく妨害が行われ、ついには大奥での説得工作により、将軍から取り消しの直令が下されてしまう。だが永井尚志はそれを無視して、良順に早く出発せよと告げたという。

こうして良順は、漢方医の陰湿な包囲から逃れ出て、新天地で充実した日々を送ることになった。

一方、この年の八月に伊東玄朴《げんぼく》らが神田お玉ヶ池に種痘所を建設する許可を求める願書を提出し、翌年五月七日に開所する。医師ら八十三人の寄付金によって実現したもので、良甫も寄付した一人である。その開所から二ヶ月経った七月三日、玄朴に幕府から急いで登城するようにとの命が届き、登城するや、奥医師に任ぜられた。十三代将軍家定が危篤になったためである。緊急対応のため、蘭方の禁令は廃されたのだ。この日、玄朴の他に、蘭方医の戸塚静海《せいかい》、漢方医の遠田澄庵《とおだちょうあん》、青木春岱《しゅんたい》がともに奥医師に任命されている。

六日に、家定は亡くなった。その死はしばらく秘される。その間、治療が続いているかに見せかける必要があった。玄朴はその隙を突き、さらに四人の蘭方医を奥医師にさせる。玄朴は権勢欲も旺盛な策士だった。

文久元年（一八六一）、玄朴は多紀元琰《げんえん》（安琢）、多紀元佶《げんきつ》とともに、法印に叙せられる。漢方医と同格の最高位に昇ったのだ。万延元年に幕府直轄とされていた種痘所も、この年に西洋医学所と改称された。漢方の医学館と同格の医学教育機関となったのである。文久二年閏八月、体調の優れない緒方洪庵が懇願を断りきれず、江戸へ下って二代目頭取となると、翌年二月、西洋医学所を医学所と改称する。漢方が医学館なのに対して西洋医学所では、漢方が本来の医学であり西洋医学は特殊なものであるかのようなので、名称も対等にしようとしたのだろう。それからまもない六月、洪庵は病死した。

次の頭取になったのは良順である。良順は長崎で師事したオランダ医のポンペに学んだのと同じように、科学の基礎から教えるカリキュラムを実施する。それには反発が強く、おまけに伊東玄朴との衝突も度々あって、苦労したようだ。だが頭取就任と同じ頃、奥医師にも任ぜられており、名実ともに西洋医を代表する存在となったことになるだろう。

良順が大坂城で家茂の病床に侍していたとき、後からやってきた漢方医の一行のなかには、元堅の後を継いで医学館の長となった多紀元琰もいた。良順には、彼らの到来じたいが不快だったにちがいない。漢方医の診断など、一顧だにする必要もないと思っていたのではなかろうか。だが、正しかったのは漢方医の診断のほうだった。

蘭方を抑圧した元堅は、一方では仁医でもあった。貧者の治療をよくし、無償で施薬したり、ときには蚊帳、布団、金銭などを与えたりもしたという。蘭方を拒絶したことにも元堅なりの考えはあったのだろう。禁令では蘭方を禁ずる理由は風土の違いゆえとされていたが、たしかに脚気は「江戸患い」とも呼ばれて風土病のように思われていた。良順が学んだオランダ人医師のポンペやボードインには、脚気を診療した経験がなかったという。良順の診断はその教えに従ったものだった。風土の違いを考えるべきだという指摘は、あながちに否定できない。とはいえ政治力を用いて陰険に蘭方を妨害したことは、後に禍根を残すことになった。

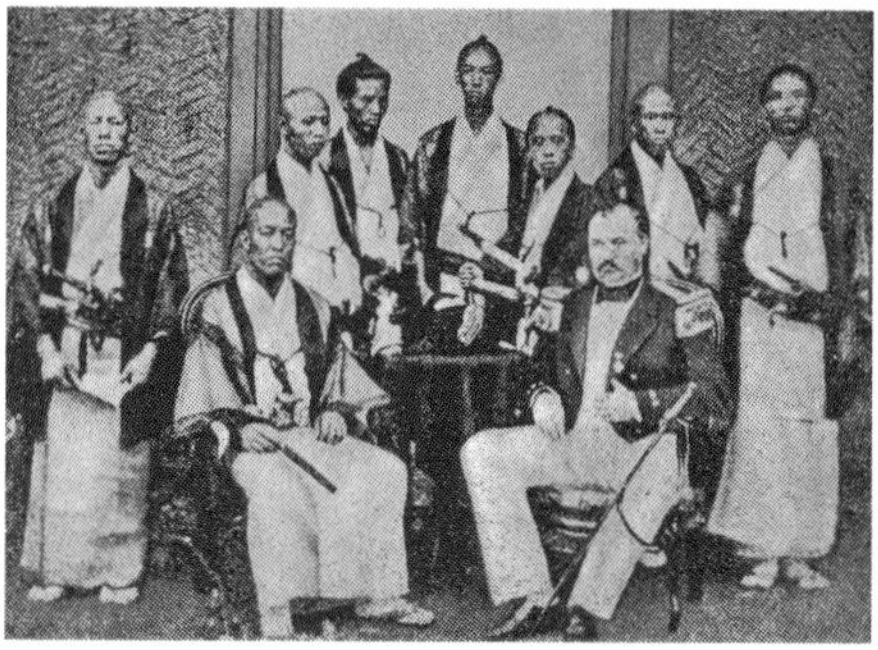
長崎時代の松本良順。前列右にポンペ、左が松本

宗伯と良順の対決は慶応三年（一八六七）にも見られた。宗伯の記すところによれば、大奥で天璋院の中年寄、歌川がひどく苦しんでいたのを、良順は外感と診断し、脚湯をさせて水剤を投じたが、その夜ますます苦痛が激しくなったという。それで

翌朝、宗伯に治療が依頼される。宗伯は証に随って投薬し、やがて完癒した。当時、大奥の侍医は西洋医ばかりで、漢方医は宗伯ただ一人だったが、このとき以後、「西洋の治を得ざる者、皆、余に託して療《りょう》せしむ」ようになったという。※24

この時代、むろん医師の技量による違いは大きいが、多くの場合、とくに内科では漢方医に分があっただろう。経験の蓄積の差は大きい。しかし、元堅ら漢方医が権威や縄張りを守ろうと姑息に振る舞ったことが、蘭方医たちの反感や軽蔑を強め、以後の共存をより困難にしてしまったように思われる。

後のことになるが、東征軍が江戸へと迫る頃に良順は、これを漢方医撲滅の好機ととらえたと、自伝に記している。

鳥羽・伏見の戦い以降の負傷者が江戸に送還されてくるので諸侯の邸宅を病院にあてよとの若年寄からの命に対して、良順は医学所ですでに対応できている、もしそれで足りないなら医学館に命ずべし、ただし漢方医は出血を止める方法さえ知らず、いわんや銃創治療などできないから、まず私が教授するので、「宜しく就いて学ぶべしと厳命を発せられよ」と応じた。さらに、本来幕府の医官は軍医と称すべきであり、であれば当然、この治療法は皆が知らねばならぬものである。もし異議ある者があれば、

「厳罰してその禄を殺《そ》がるも可ならん。宜しくこの時を好機として、漢医は断然西洋医方に改むべしと命ぜらるべし」と、説いた。数日後から負傷者が続々とやってくると、軽傷者を医学館に入れ、治療の指導を行った。

「ここに至りて漢医学校は自然滅亡に帰したりと謂うべし」

戦傷者の治療を好機として、漢方は無用と断ぜられたのである。

「漢洋両学校は負傷者の病院となり、予が管轄となりたれば、年来予を敵視せし漢医学校は寂滅に帰したりと云うべし。依ってこの際漢医の用をなさざることを明示し、ことごとく我が洋医方に改めんこと機逸すべからずとなし、もっぱら負傷者の治療に従事し、その実効を挙ぐることに勉めたり」

党派的に策を弄して権勢を奪いあう殺伐とした時代を、医師たちも生きていた。

四　薩邸浪士隊、西へ

直助、浪士隊に加わる

慶応三年（一八六七）、権田直助はまた旅に出た。

門人の井上頼圀《よりくに》に宛てた書簡に、「愚老今般五条殿より被為召候《めしなされそうろう》に付、辞退及兼、急進上京いたし候」とあり、十一月二十六日の日付になっている。追伸に、京に着いてから事情を伝えると記されているから、京都へ旅立つにあたっての書簡である。

ところが直助はその頃、江戸の薩摩藩邸にいた。薩邸浪士隊の大監察、苅田積穂としてである。総監は相楽総三こと小島四郎（将満）、副総監は水原二郎こと落合直亮《なおあき》、直助は彼らに次ぐ幹部だった（なお相楽総三は浪士隊を結成してから用い始めた変名だが、ここではそれ以前もこの名で記す）。

落合直亮が後に記した手記『薩邸事件略記』[※25]には、「小島将満、落合直亮、権田直助等は主義の為に無二の親友なり、常に往来して朝家の衰頽《すいたい》を歎き、幕府の専横、外夷の跋扈《ばっこ》を怒り如何にしてか王政に復し皇威を海外に輝かさしめむと日夜苦慮すと雖《いえど》も微力宿意を達する期とてはなかりける」とある。三人は倒幕の志をともにする年来の友だった。

慶応三年八月薩土の諸士続々京都に馳上り国事に尽力すと聞て将満（相楽）直ちに上京し錦小路其他公卿及薩土二藩に往来し西郷吉之助と結び遂に江戸薩邸を以て浪士の屯集所とするに至れり。

八月に総三は上京した。錦小路の名があがっているように、京での人脈は直助と共通するところが多かった。

この前年に家茂が没し、慶喜は徳川家の家督を継いだが、将軍家も一大名となって大政を朝廷に返還するようにという松平慶永の勧告を容れ、将軍職には就かないと宣言する。将軍職は諸侯の衆議によって選ぶことになり、そのため朝廷は二十四藩を選んで、上京を命じた。薩摩藩はこの機会に将軍職を廃し、王政復古を実現しようと動いていた。しかし服喪中でも特別に参内を許される除服参内という行事によって、慶喜は将軍職の事実上の内定を得てしまう。失望した諸侯は帰国し、七人だけの形式的な会議での推挙により、十二月五日、慶喜は将軍職に就く。

それからまもない十二月二十五日、孝明天皇が急死した。翌年一月には大葬の恩赦で、それまで処分を受けていた公家たち五十名が朝廷に復帰する。なかに岩倉具視もいた。岩倉は中山忠能《ただやす》、三条実愛《さねなる》とともに薩摩藩と連携しつつ、朝政を動かしてゆく。新たな天皇睦仁《むつひと》はまだ十六歳、満で言えば十四歳の元服前の少年だった。

薩摩は、土佐、越前、宇和島の藩主と合同で、将軍職の廃止を慶喜と折衝するが、慶喜の抵抗によって挫折すると、長州藩と協力して武力による体制変革を決意する。兵力を背景にまず内裏制度を変革し、将軍職の廃止と天皇親政を実現する計画だった。だが慶喜に大政奉還を勧める建白を行うという土佐藩の提案により、計画を中止する。

相楽総三が京に入ったのは、この建白の準備が進められていたときだった。薩摩藩ではこの建白も兵力を動員して呑ませるつもりだったが、土佐藩主の山内豊信《とよしげ》（容堂《ようどう》）はそれを拒否する。それで薩摩は、土佐と共同で建白するという盟約を破棄し、芸州、長州と三藩での武力展開を計画する。総三は、この計画の一端を担い、薩摩藩士の益満《ますみつ》休之介《きゅうのすけ》、伊牟田尚平《いむたしょうへい》とともに、江戸へ帰った。目的は関東各地で挙兵して幕府を攪乱することである。

「同年十月上旬将満（相楽）京都より下向す直亮直助等と謀る所ありて、諸有志の徒を引卒して江戸芝三田薩邸に屯集し」た。※26

この直亮の記述によれば、直助は浪士隊に最初から関わっていたようだ。井上頼圀も、直助は直亮に乞われて、親しい医師の小川節斎（浪士隊では竹内啓の変名で野州隊を率いる）とも協議したうえで浪士隊の組織にかかったと記しており、[※27]計画段階から参画していたようである。

浪士隊の決起大会は十月十日に行われた。その場に直助がいたかどうかはわからないが、その前後には薩邸入りしていたはずだ。頼圀に書簡を送った十一月はとくに重要な活動期にあたり、京都へ向かうことはありえなかった。頼圀への書簡は、直助の著作の訂正などの後事を託したもので、生きて帰れない覚悟もしていたことがうかがわれる。

頼圀は後に、次のように述べている。

この薩州邸に入らるゝことを、拙者には深く秘して、五條家の乞によつて上京せらるゝ趣のことであつた。かやうに先生は家を去つて、国事に尽力せらるゝその間にあつても、拙者を始として数十人の門人に医道を講ずることは聊《いささ》かも怠ることはなかつた。[※28]

薩邸入りを秘して京都に行ったことにしたのは事実のようだ。にしても、先の書簡の日付が十一月末近くで、これから出発するように記していたことは不自然に思われる。

いずれにせよ直助は、残された門人たちに次の歌を贈って、古医道を継承し発展させることを願った。[※29]

たどりあへぬ医《くすし》の道の隈々《くまぐま》も
　君踏みわけて明《あきらか》にせよ

受《うけ》継《つぎ》て世にしらしめよ国の為
　たてし医《くすし》の道の真《ま》事《こと》を

このとき直助は五十九歳。当時にあってはすでに老齢である。血気にはやる若者たちとはまた違った覚悟があったことだろう。

浪士隊、挙兵する

薩摩屋敷は、留守居の兵百人を残して使用人も含めて引き払い、浪士たちの屯集所となっていた。浪士の数は、三百人から多いときには五百人になったという。各地から集まった同志は、豪農商の子弟、地方名望家の門弟などが多く、「この浪士隊は、江戸及び江戸周辺の豪農層を代表する政治集団であった」[※30]。相楽総三はさらに兵力を増やすため、江戸市中で浪人や無頼の徒に喧嘩を売っては、その対応を見て、有望な者をスカウトしたという。浪士隊は建前上の目的を薩摩から嫁いだ天璋院の守護と届け出ていたので、幕府は危険視しながらも安易には手出しできずにいた。

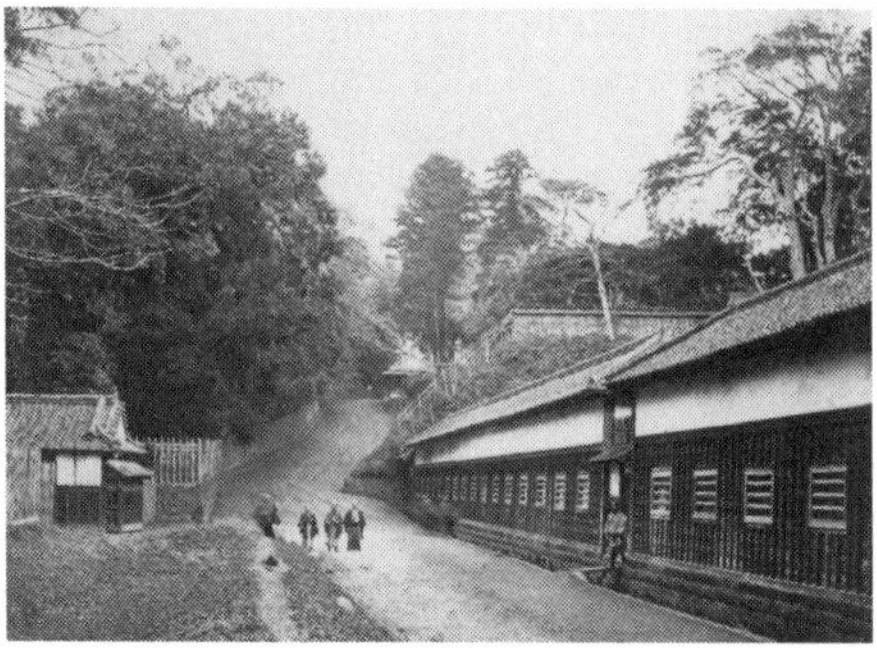

権田たちが集結していた芝高輪の薩摩藩邸（横浜開港資料館）

浪士隊の決起大会の四日後、慶喜は朝廷に政権返上を奏上する。薩長芸三藩のクーデター計画が薩摩藩国元の慎重論によって遅れていたため、国元への対策として討幕の密勅を得た、その日の大政奉還だった。計画は大義を失い、頓挫する。浪士隊にも活動を自粛するよう指示があったとされるが、活動が止まることはなかった。

浪士隊の活動計画は、野州（栃木県）、甲州（山梨県）、相州（神奈川県）の三ヶ所で挙兵し、幕府の力を分散させておいて、手薄になった江戸を一挙に襲うというものだった。

最初は野州。赤城山の東麓の出流《いずる》山村に十一月二十九日から結集を始め、十日のうちに百五十人、あるいは三百人とも言われる数に達した。だが、博徒らを密偵として状況を把握していた関八州取締役は、動員した農兵や諸藩の増援とあわせ、小銃隊をふくむ千二百人の軍勢で包囲し、あっさり壊滅させてしまう。

早すぎる敗北だった。呼応して蜂起するはずの計画も不可能になった。

直助は、前橋藩の藩主の養祖父、松平誠丸を擁して上州（群馬県）勢多《せた》郡《ぐん》の橘山で挙兵する予定で、近くの村に滞在し準備を進めていた。前橋藩士の堀内敬内が、新田義貞の裔である新田満次郎を擁立するのとあわせて、出流山に呼応し蜂起するはずだった。前橋藩士ら七十余名が参加することになっていたという。しかし、出流山隊が壊滅しては呼応のしようもなく、さらにこちらにも関八州取締役の手が伸びてきたため、直助は江戸へ帰った。

この挙兵計画のために直助が江戸を発った日付はわからないが、先に挙げた頼圀宛ての書簡は、そのときのものだったと考えると時期もあい、合点がゆく。死を覚悟して出陣するにあたって、改めて後事を託したのだろう。旅立ちと告げたことも、本当の行き先を書けなかったことも、納得できる。

良順の浪士隊対策

続いての挙兵計画も失敗に終わった。

甲府城を攻略すべく、慶応三年十二月十五日に江戸を出発した甲州隊は、その夜、八王子の妓楼に宿をとったが、隊にいた会津の間諜が忍び出て、甲州口の警備を任とする八王子千人同心の隊長に連絡し、寝ているところを襲われた。

同日の夜に出発した相州隊は、博徒の助勢を得て荻野山中陣屋を襲撃し、さらに小田原、横浜へ進もうとしたが、途中で小田原藩の出兵を知り、引き返した。出発から三日後である。敗北はしなかったが、計画した役割を果たすこともできなかった。

一方、その頃の京では大政奉還後も、薩長芸三藩の軍艦や兵士が続々と京坂に集まり、薩摩藩や岩倉具視らによる新政府樹立の準備が進んでいた。そして十二月九日、御所の門を兵で固めたうえで、王政復古を宣言し、総裁、議定《ぎじょう》、参与の三職を置く新たな職制とその人事を決める。その三職による小御所会議で、慶喜の将軍職辞職を認め、内大臣を辞して領地を返納するよう求めることを決めた。摂関制および幕府制を廃し、征夷大将軍はむろんのこと、議奏、伝奏、京都守護職、京都所司代などの役職もすべて廃絶された。

　これに会津や桑名の藩士らは激昂したが、慶喜は彼らを厳重に抑え、暴発させないよう十二日に二条城を出て大坂城へ移る。慶喜は、新政府に徳川慶勝《よしかつ》（尾張藩主）や松平慶永、山内豊信が加わっている以上、このまま自分が排除されることはないとわかっていたので冷静だったという。

　だが江戸では、なぜ戦わないのかと憤る声が高まる。それは薩邸浪士隊への怒りでもあった。

　浪士隊には、薩摩藩からの活動資金は出ておらず、薩邸に集った者たちがそれぞれ資金を持ち寄っていた。相楽総三は豪農である父に頼んで二千両の提供を受けている。だが、とうてい足りるものではなかった。それで豪商から強奪した。内規では、「幕府を佐《たす》くる者」、「浪士を妨害する者」、「唐物商法（外国相手の商売）をする者」は、勤王攘夷の敵として「誅戮《ちゅうりく》を加ふべき者」とされていた。幕府御用達商人や横浜貿易で稼いでいる商人たちを「誅戮」の対象としたのは、倒幕や攘夷という大義ゆえとはいえ、活動資金を得るためでもあった。幕府御用達の播磨屋、浅草蔵前の札差伊勢屋、深川木場の材木商などが襲われた。

ただし、「私欲を以て人民の財貨を強奪するを許さず」ともされていた。どこまで守られたかは定かでないが、禁を破って強盗を働いた浪士が薩邸内で打ち首にされているので、建前だけではなかったようだ。だが、当時の江戸で頻発していた強盗や辻斬りが便乗して薩摩の浪士隊だと名乗ることが多かったので、町人たちは浪士隊を恐怖し、憎悪した。

この頃の市中の様子を、松本良順は自伝に次のように書いている。

浪士と称する者数十人、芝三田なる薩摩邸に集合し、ここを根拠として毎夜市中に出でて富家を劫掠《ごうりゃく》すること甚だしく、ために点灯後は市中みな固く鎖《さ》して、外出する者なく、往来寂寞を極めたり。

夜ごとに強盗団が跳梁している無法街のようだ。市中の取締まりを命ぜられていた庄内藩配下の新徴組など、武装した警備隊が市中を巡回していたが、防ぎきれるものではなかった。

資金集めとしては、大義をかさにきての援助の要請も常套手段である。援助を断れば「幕府を佐くる者」とみなされ襲われかねないのだから、強請《ゆすり》にすぎない。

良順は浅草山谷町の町医、富士三哲から、関東被差別民の統領である弾左衛門（十三代目）の屋敷にたびたび浪士たちが訪れては、「弾家の祖先は立派な家柄なのに、徳川幕府に屈従して禽獣のごとき扱いをされ、公衆の軽侮を受けている。これまでは無力ゆえに我慢してきたのであろうが、我々は幕府を倒し、天子を奉戴《ほうたい》して万民を撫育《ぶいく》し海外に輝く神国たらしめんとしている。今こそ、汚名をそそぐ絶好の機会ではないか。この義挙を援助すべし」などと説いて、軍用金を要求していると聞かされる。しかも、この頃では弾左衛門配下の者たちのなかに、その義に同調して行動しようという者も出てきているようだ、と言う。

これを聞いて良順は、将軍のお膝元で「奴輩《どはい》をして跳梁に任すとは何事ぞや」と憤激した。また一方で、「穢多の臭名を付し、これを四民の外に置くことはすこぶる天理に背けり。ひとしく人なり。何ぞこれを人外視するの理あらんや」とも考えた。差別があるから、このようなことを言わせてしまうのだ。これは「幕府の失なり。恥辱と云わざるべからず」。よし、私がその賤称を廃させ、浪士どもが脅迫できないようにしてやる。そう決心した。

弾左衛門には莫大な資金と幾万とも知れぬ配下の者たちがいる。それが倒幕勢につくことは防がねばならない。このときの良順には、軍略が人道的発想より勝っていただろう。幕府存続の危機に関わるゆえに、良順はこれを喫緊の課題とした。無理解で動こうとしない官吏らにいらだちながら、ついに弾左衛門の賤称廃止にいたる経緯を、良順の自伝は劇的に記している。まるで良順が孤軍奮闘、一人でなしとげたかのように書いているのだが、それは信用できない。[※31] それでも尽力はしたのだろう。果たした役割も小さくはなかったのかもしれない。弾左衛門の養父、譲（周司）の治療を名目に屋敷を訪問して以来、譲やその配下で連絡係をつとめた三河松助の人柄や教養の深さに触れ、良順の考えに血が通っていったようでもある。

弾左衛門の賤称廃止にいたる経緯を良順が記しているなかで興味深いのは、身分が引き上げられたら租税免除の特権が失われることを覚悟せよと譲に告げ、その家計の穴埋め策として、「東海、東山、北陸諸道の駅妓に、梅毒検査を行うために、人頭税を課し、これを管理し、その税金より実費を去り、余剰の金を手数料として収入する」ことを提案したというところである。公衆衛生の管理システム整備とその利権化によって政権の安定維持に資するという、洋医ならではの発想だ。良順は長崎でポンペから医事法制なども学んでおり、近代医療と不可分な政治性をすでに理解していたのである。

したがって医師は「制外の者」であってはならなかった。政治的な力が必要だからである。良順は京都で家茂の側に侍していた文久三年（一八六三）六月に、家茂に何度か、従来の医師の「弊風」を語り、医制改革の必要を理解させようとしたという。それから江戸へ帰る途上では松平慶永に、より具体的な改革案を語りもした。

それは、医師が僧侶と同じく制外者とされて特例が許されているために、「自ら制外者たるに安んじ、廉恥心《れんちしん》を失う」ことになりやすいので、制度内に組み込むべきだという主張だった。自分は軍医として両刀を帯び従軍する者であるからには、制外者ではありえない。「よろしく衛生士官の名あるべし。欧州各国みな然り」。「すべからく陸海軍士官に準じ各等級を定め、武官の職名を冒すべきなり」。従軍する医師は武官と同じ制度に組み込むべきだという主張だが、武士が施政者だった時代だから、施政者の一員として位置づけよということにもなろう。

そこで良順は、まず自らが実践すべしと、これまでの医師の常識を破って、長剣を帯び、駕籠を使わずに騎馬で往診した。「旧弊頑陋《きゅうへいがんろう》」な人々はその殺伐たる姿に驚き、治療依頼は減ったが、意に介さなかった。[※32] 当時の武士の、遊惰に流れ、柔弱で虚飾が多く、上役にへつらって利や昇官を求める姿にいらだち憂い、勇者たらんとした。

新撰組の局長、近藤勇とは気があったらしい。良順を西洋かぶれと思い、次第によっては斬るつもりで医学所に乗り込んできたときが、最初の出会いだったという。京では新撰組の屯所を見学し、大勢の隊士が自堕落に病臥している惨状に驚き、西洋病院のような病室を設けさせたり、医師が巡回する治療体制を整えたり、また厨房を不潔にしていた残飯を集めて豚を飼わせるなど日常生活の衛生改善を指導したりもして、みごとに隊を立て直した。統制の厳しい組織だから、改善も速やかにできたのだろう。

衛生管理には強制的な、ときには暴力的な側面がある。その実行には権力が背景になくてはならない。娼妓の梅毒への感染を調べる検梅制度にもそれは必要だ。良順はすでに医学を、治療術にとどまらない、社会制度におよぶ思想として把握していた。医師に政治的立場が必要だと主張したのも当然だろう。幕府の軍医制は元治元年（一八六四）に制定され、京都で神経衰弱に陥った慶喜に多量のアヘンを与えて一晩で完治させたことで信頼を得た良順が、その編成を任されている。

検梅制度についても上申していたが、今は無理だと官吏は取りあわない。それならと根津に新たな遊郭を作った。根津の岡場所は天保の改革で禁じられてから寂れていたが、許可を得てそこに新たに検梅病院と連携する新遊郭を作ったのである。検梅病院の設立は慶応三年（一八六七）九月だから、薩邸浪士隊が旗揚げするより前のことだ。医員や事務員の給料などの費用は妓楼からの税金でまかない、「娼妓に人頭税を課してこれを医学所に納めしむ」ことになっていた。幕府が倒れて良順も江戸を離れたため、この仕組みは実現せず、「いたずらに一の花柳街を増加せしのみ」に終わる。だが弾左衛門に収入源として提案したときには、このような仕組みを各地の遊里に広げようと構想していたのである。

薩邸、焼き討ちされる

慶応三年十二月二十日頃、権田直助は門人を一人従えてひそかに薩摩屋敷を脱出し、京へ向かった。薩摩藩に浪士隊への援軍を要請するためだった。

この頃から浪士隊は、市中警備の役にあった庄内藩やその配下の新徴組に対して発砲するなど、市中での行動を激化させている。出流山で捕縛されていた四十数名が処刑されたことを知ると、復讐心に燃え、関八州取締役の屋敷を襲撃し、家族を虐殺した。江戸城二の丸で火災が起こったが、これも浪士隊のしわざと噂された。事実だったらしい。

もはや幕府側の怒りは抑えがたいものとなり、二十四日、幕閣は薩邸討伐を決する。

その前から、勘定奉行の小栗忠順《おぐりただまさ》や陸海軍士官らの強硬派は、討つべしと主張していた。それも、大坂城の幕僚が動かないまま時機を逸しているのはみな「臆病者なるが故なり。関東より端を開きて其眼を覚まさしむるに若《し》かず」と、大坂での開戦をうながすためだと訴えていたのである。それに対して、町奉行の朝比奈昌弘らは、慶喜の判断をあおいでから決すべきであり、「浪人の暴行の如きは、兵端を開くに比すれば其害寧《むし》ろ小なり」と反論した。議論の末に老中らは、慶喜の判断を求める使いを急ぎ大坂へ派遣すると決した。だが、屯所に発砲されて激怒した庄内藩主が、討伐しないのなら江戸市中の警備をやめると老中らに迫り、陸海軍の強硬派もしきりに攻撃を要求したため、ついに抗しきれず討伐に決したという。[※33]

薩邸への攻撃は、たんに浪士隊を討伐するだけでなく、大坂の幕僚の「眼を覚まさしむる」ためであり、開戦を迫るためだった。戦に臆する軟弱な者どもに気合を入れるための挙兵という発想が、ここにもあった。慶喜も後に、江戸では「焼討《やきうち》を機会に上方の挙兵を誘わんとした」と述べている。[※34] 薩摩の謀略にはめられたというより、やる気満々で挑発に乗ったのだった。

二十五日未明、庄内藩など四藩の兵士が薩邸を囲み、砲撃を加えた。邸内では、留守居の薩摩藩兵が闘い、五十人ほどが戦死した。薩邸は燃え上がる。相楽総三は浪士らに、「ここで戦って死ぬより、生きて京で再び集まり、西郷吉之助（隆盛）に新たな使命を受けて奉公する。脱出して再度の結集を期せ」と指示した。脱出した浪士たちは鮫洲《さめず》に集合し、三艘の漁船に乗り込んで、沖に停泊する薩摩の軍艦、翔鳳丸を目指した。しかし幕府の軍艦、回天に砲撃され、翔鳳丸にたどりつけたのは、幹部ら三十人足らずが乗る一艘だけだった。翔鳳丸は回天の追撃を受けながら、西へ向かう。

翔鳳丸にたどり着けなかった船の五十余名は、羽田に上陸し、陸路を京へ向かう者、郷里へ帰って次の機会を待とうとする者など、それぞれの道をたどった。その途上で捕えられたり殺されたりした者も多かった。直助の門人で浪士隊の監察だった小川香《こう》魚《ぎょ》も、故郷の飯能へ向かう途上で、川越藩の捕手に囲まれ、奮闘したが、執拗な追撃に観念し、小銃でみずからの喉を打ち抜いている。

旧幕側にも三十名ほどの負傷者があり、良順が治療にあたった。重傷者は三名だけで、後は軽症の鉄砲傷にすぎず十日ほどで完治したという。

内戦、始まる

薩邸襲撃の翌日、大坂城では、慶喜を議定に任ずることが三職会議で内定されたと伝えられ、上京を命ぜられる。これで慶喜が上京して正式に任命されれば、新政権でも徳川が主導的な力を持つことになる。

そこへ薩邸襲撃の報告が届いた。事件後に急ぎ蒸気船でやってきた大目付の瀧川《たきがわ》具《とも》挙《たか》らが、二十八日に大坂城に着いたのである。もたらしたのは報告だけではなかった。具挙は主戦論者としてよく知られていた人物である。薩摩の浪士隊を討たざるをえなかった事情を切々と語って、旗本の諸隊や会津、桑名の藩士らを悲憤やるかたなくさせた。その結果、上下こぞって慶喜に挙兵を迫るという事態になる。[※35]

それまで慶喜は、薩摩討つべしと昂ぶる面々を抑えてきた。このままでは「上様を刺し奉りても脱走しかねまじき勢なり」と老中の板倉勝静《いたくらかつきよ》が注進するほどになっていても、とりあわぬように過ごしていた。だが具挙の報告と煽りで、憤激する勢いは止めようもなくなり、慶喜は「傍観するの已《や》むを得ざるに至」った。[※36]

慶応四年元旦、慶喜が兵を率いて上洛するとの触れを出す。廟議（朝廷内の評議）に出席するためだけでなく、「君側《くんそく》の奸《かん》」たる薩摩を除くことを大義としていた。奏聞書（「討薩の表」）には、とりわけ江戸の薩摩浪士隊の所業は「天人共に憎む所」であるとして、薩藩の「奸臣ども」の引き渡しを願い、もしこの願いが採用されないなら「已むを得ず誅戮《ちゅうりく》を加へ申すべし」と、開戦の覚悟までが記されていた。

入京日は、三日とされた。

薩長は慶喜の入京を阻むべく、鳥羽口、伏見口などを兵で固め、旧幕勢とにらみあいになる。だが三職会議で慶喜を議定と決めて入京させることにした以上は、入京を阻む正当な理由はなかった。そこで大久保利通が岩倉具視を通じて朝廷工作し、慶喜が武装兵を率いてくることを非難して引き返させるよう沙汰させた。これで無理に入京すれば、討伐の口実ができる。薩摩は徳川側の動きを待っていた。

三日、慶喜入京に先立ち、瀧川具挙が「討薩の表」を携えて上京する。朝廷に奉ずる予定だった。鳥羽街道を行軍していくと、薩摩勢に阻止される。押し問答しているうちに、日が暮れた。具挙が「もはや時も遅い、是非まかり通る」と告げると、薩兵は退がり、ラッパが吹き鳴らされ、発砲された。あわてて応戦し、銃撃戦となる。

このとき、沙汰に違反して入京しようとした徳川は、「朝敵」とされ、「賊軍」とされた。鳥羽・伏見の戦いが始まる。さらにこの夜、薩邸浪士隊の件はすべて「私闘」であり、追って取り調べのうえ沙汰するので惑わず騒がず鎮静にすべし、万一暴挙におよぶ輩があれば「朝敵となす」という布告が出される。[※37] 入京の大義がそのまま、徳川を「朝敵」とする理由になってしまった。

なお薩摩藩が薩邸焼き討ちを知ったのも、徳川方と大差はなかったようだ。十二月三十日に京に着いた権田直助が、浪士隊への援軍派遣を要請するため薩摩藩士、岩下方平《まさひら》を訪ねたが、そこで薩邸が焼き討ちされたことを教えられた。誰からの伝聞かと尋ねると、「我藩中より幕府へ入れおける探索者の密報」と答えたという。[※38] 大坂城に報じられてすぐに間諜が伝えたのだろう。

一月四日になって、翔鳳丸が紀州沖で暴風雨に遭い北牟婁郡《きたむろぐん》（現在の三重県）の九鬼港で修理したときに上陸した落合直亮らも、陸路を報告にかけつけてきた。直助と二人で西郷吉之助に面会し、関東での顚末を話すと、西郷は喜び、感謝を告げる。

「予去月三十日に江戸藩邸の事件を聞けり。予は昨三日の戦争は遂には起るべしとは推考せしかども、此の如く速かならむとは思はざりき。然るに此戦争を早め徳川氏滅亡の端を開きたるは実に貴兄等の力なり、感謝に堪えず[※39]」

たしかに薩邸浪士隊の挑発は、徳川側の強硬な行動の引き金になった。あと何日か辛抱していれば、薩摩に攻撃の機会を与えることなく慶喜が議定におさまるという成り行きもありえただろう。西郷は後に、「鳥羽一発の砲声は、百万の味方を得たるよりも嬉しかりき」と、人に語ったという。[※40]

修理を終えた翔鳳丸は二日に兵庫港に入港し、五日、相楽総三ら浪士隊の一行が京都に着いた。直助は総三と再会し、互いに生きていたことを喜びあう。総三はすぐに西郷を訪れ、これから東征軍が進む沿道の諸藩の動静、民心を探索する先鋒隊に加わるという新たな任務につくよう依頼された。

戦になっても慶喜は、城から出ることなく、軍装することもなく、「ただ嘆息しおるのみ」[※41]だった。そして、大坂城に逃げ込んできた者たちに急かされるまま、六日に大坂城を出て、七日早朝に開陽丸で江戸へ逃げ帰った。それを知った兵士らは戦意を完全に失い、四散する。この日、慶喜追討令が発せられ、九日から十日にかけて大坂城が接収された。

直助は十日頃、軍事総裁で征討大将軍に任ぜられた仁和寺宮嘉彰《よしあき》親王に供奉して大坂に向かう。そして一月半ばには、嘉彰親王の錦旗《きんき》奉行に任命された五条為栄の付属士として、山陽道鎮撫使の軍旅に加わって大坂から中国路を西行し、姫路城を接収した後で、京に戻った。

京に戻ると、岩倉具視から、直亮とともに関東の内情を探索するようにとの内命を受ける。二月十日のことである。旧浪士隊の面々に話すと、皆こぞって反対した。薩邸事件の後、探索が非常に厳しくなっており、直助には白髪、直亮には大きく丸い眼という特徴があるから、たちまち見破られてしまうと言うのである。だが二人は聞き入れず、翌日に出発した。

ちなみに社会評論家の小生夢坊《こいけむぼう》によれば、直助には「是入流」という無刀居合の心得があったという。[※42]

弾左衛門の身分引き上げ

大坂から逃げ帰った慶喜が江戸城に入った一月十二日、松本良順はすぐに拝謁し、願いがあると申し出た。弾左衛門の賤称廃止の件である。慶喜は願書を一読し、即座に実行するよう命じた。そして翌日、弾左衛門の身分は「平人」に引き上げられ、弾左衛門は弾内記と改名する。

幕閣の誰も取り合わないなかで、良順が将軍に訴えたことで一気に実現したという劇的な決着だ。これは良順が自伝に記していることだが、事実ではないようだ。賤称廃止はこの日より前に町奉行所と弾左衛門の間で交渉が進み、遅くとも十日には内定していたからである。作家の塩見鮮一郎は、『資料　浅草弾左衛門』で良順の記述を眉唾と断じているが、『最後の弾左衛門』では、この自伝が慶喜の生存中に出ているのでまったく荒唐無稽なことも書けまいと、わずかに批判をゆるめてもいる。

江戸城に入った日の慶喜は憔悴していた。良順は、慶喜に最終確認を取ったというほどのことを、劇的な場面に仕立てたのかもしれない。その確認を良順が取ったのなら、町奉行の動きも良順の働きかけと無関係でなかった可能性はある。また、おそらく弾左衛門に交渉についてのアドバイスくらいはしていただろう。いずれにせよ良順一人のスタンド・プレーではありえなかった。

良順が弾左衛門に提案した検梅利権は実現しなかったが、医学所が戦傷者の治療にあてられたとき、良順は「病者の賄方《まかないかた》を弾（内記）に命じてなさし」め、また「大学病院は近来まで弾の賄」であったという。[※43] 権益の提供はなされたということだろうか。良順は戦火を避けて今戸に軍病院を設け、その建設費用（「普請金」）として三千両を出させている。良順の自伝には今戸の称福寺に医学校の患者を移したとあり、石黒忠悳《いしぐろただのり》『懐旧九十年』にも今戸の寺を借りて病院にしたとあるが、『資料　浅草弾左衛門』に紹介されている文書には「橋場町金座下吹所」に建設を意味する「取建《とりたて》」とあるので、新たに建設したか、あるいは建設計画だけで実現しなかったのかもしれないが、「普請金」の三千両は町奉行所に領収されている。病院の賄いを任されたのは、その見返りだったのではなかろうか。

良順の依頼による出費は、それだけではすまなかった。弾左衛門の賤称廃止が実現した最大の理由は、配下の者たちで「銃隊」を組織するという提案にあったらしいが、鈴木要吾『蘭学全盛時代と蘭畴の生涯』によれば、近藤勇を大将とする甲陽鎮撫隊のための軍用金一万両が弾から提供されたという。うち三千両は、良順の名義で鎮撫隊の甲州行き軍用金として献金された。そして弾の配下二百人が、フランス式の軍事訓練を受け、譲（周司）を大将として出兵した。三月一日のことである。

結局、弾左衛門と譜代の配下六十五人の賤称廃止は実現したが、その代償は大きく、さらに配下の者たち全般の賤称廃止を願ったゆえに、いいように利用されたようにも見えなくはない。甲陽鎮撫隊の敗北後、弾内記は板橋の薩摩宿営所を訪れ、協力を申し出た。[※44] これを裏切りとは言えない。慶喜は二月十二日にはすでに上野寛永寺に入って、恭順の意を示していたのである。

岩倉具視暗殺計画

関東探索に向かった権田直助と落合直亮は、危険をかいくぐりつつ各地での情報収集を終え、三月五日の明け方に京に戻り、岩倉邸で報告書を提出した。それから数日は疲れもあってか直助は病に伏せたが、回復するや、また慌ただしい日々に戻る。

四月に入ったある日、直亮と市中を歩いていると、元諏訪藩士で平田派の国学者、飯《いい》

田《だ》武《たけ》郷《さと》に出会い、相楽総三が三月三日に処刑されていたことを知らされた。※45

総三が西郷から参加要請された先鋒隊は、二人の公卿を盟主として一月八日に結成され、赤報隊を名乗った。西郷と岩倉に内諾されただけで正式な官軍ではない。三隊で構成されたうち、旧浪士隊を中核とする一番隊を総三は率いた。総三は新政府に、東征先鋒隊としての正式な任命および「官軍之御印」となる品の下賜を求める嘆願書と、関東を鎮撫するにはしばらく租税を軽くするのがよいという建白書とを提出する。嘆願は機会を待てとされて通らなかったが、建白した案は採用され、旧幕領に対する年貢半減令が布告された。赤報隊は以後、宿泊地の本陣前に年貢半減を告げる高札を立てていく。

ところが、京都で赤報隊の悪評が広まり、ついには「無頼之徒」による「偽官軍」だとされてしまう。年貢半減令も勝手に触れ回っていたことにされた。

幕末史の研究者、高木俊輔の『明治維新草莽運動史』によれば、新政府は三井を代表とする都市特権商人に軍資金の調達を依存し、見返りとして年貢米扱いの特権を保証したが、「年貢米扱いによる相場操作・譲渡による利潤抽出にとって、米扱い量を激減させる年貢半減令は障害以外のものではない」※46。それで三井らは依頼を請ける条件として、年貢半減令の取り消しを要求した。新政府と三井の結びつきが確固たるものになった一月二十日頃から、総督府では年貢半減令の布告をやめ、京都では赤報隊について の悪評が広まる。二月十五日には赤報隊に帰洛が命ぜられたが、それは出したばかりの年貢半減令を取り消しては新政府の威信が傷つくので、呼び戻して正式な方針ではなかったことにしようとしたのだという。

総三は二月九日に陣営地の下諏訪を発ち、京都で薩摩藩首脳や岩倉具視らに東山道進軍の正式許可を求めてかけあい、十八日に東山道総督府に参じている。年貢半減令についても何らかの話があったろうが、背景を知るよしもない総三は、新政府の動きをいささか甘く見ていたのかもしれない。結局、赤報隊は官軍を偽称して強奪などを働く「無頼之徒」として処分された。下諏訪では、六十人が捕縛され、総三をふくむ八人が処刑され、首をさらされた。

飯田武郷は、公家の高松実村を盟主とする高松隊に参加していたが、赤報隊が「偽官軍」とされたときに同じく「偽勅使」とされ、討伐が命ぜられている。それには妥当な理由もあったというが、新政府は日和見的な諸藩が官軍と思えば草莽隊にも抵抗せず靡《なび》いてくる状況を見て、もはや草莽隊は不要と判断し、切り捨て始めていた。そして「草莽隊の弾圧には岩倉具視が、いつでも裏で影を落としてい」たとされる。[※47]

武郷は以前、岩倉のもとに寄食して活動していたことがあり、高松隊の解隊後も岩倉から召還の命を受けて京へ向かったが、その途上で総三らが処刑されたことを知り、愕然とする。危険を冒して下諏訪に立ち寄り、さらされていた八人の首級を奪い、埋葬してから、上京した。岩倉邸には行かなかった。潜伏し、同志の帰洛を待った。

そして直助らに出会ったのである。

総三の処刑を聞いた二人の衝撃は大きかった。二人は関東探索に向かう途中で、赤報隊の陣営に二度立ち寄り、赤報隊についての悪い噂が京都で広まっているので今は全隊ひきあげて謹慎したほうがいいと忠告していたのである。総三は上京中だったので、会えなかった。そのことは無念の思いをより強めたのではなかろうか。いずれにせよ、あまりにも理不尽な処置である。

『武郷伝』によれば、直亮は激怒し、「君国を思はゞ、公を刺すまでである、然《そ》うでなければ、相楽も我等を恨むであらう」と、岩倉暗殺の決意を告げたという。この計画には、さらに薩邸浪士隊以来の同志の金輪五郎《かなわごろう》、科野東一郎《しなの》（斉藤養斎）らが加わる。ところがこの動向は、みな岩倉に伝わっていた。岩倉は先手を打つ。今夕、岩倉邸に来るようにと、直亮のもとに伝言が届いたのである。これは我らを殺すための罠に違いない。ならば、むしろ進んで罠に飛び込み、岩倉を刺してから、我らも自刃しようではないか。そう申し合わせて、直助、直亮、科野東一郎の三人が、それぞれ懐に匕首《あいくち》をしのばせ、面会に及んだという。

　この暗殺計画の首謀者が直助であったかのように言われたこともあったようだが、『詳伝』や『直助翁』では、直助の周辺で計画が進んでいたが直助自身は直接は加わっていなかったかのように記されている。それでも岩倉邸には行ったことになっているのだが、実際はそれもなかった。直助は岩倉邸には行っていない。後に直亮が記した「皇国男子物語」[※48]では、自分と齋藤貞之丞（科野東一郎）が召されたとされており、岩倉の秘書だった多田《ただ》好問《こうもん》による『岩倉公実記』にも、この二人の名が記されている。直助はこの面談の場にはいなかったのである。なお、直亮らが懐に刃をしのばせていたことは、直亮の昔語りを養子の直文が記した『しら雪物語』でも述べられている。

　面談は四月二十二日の夜だった。

　岩倉は白無垢を着てただ一人、丸腰で暗殺者たちと向かいあった。そして言う。ともに皇国男子として真情を語りあおうではないか。それでも予が皇国を害していると思うなら、刺せ。正理によって忠義の士の刃にかかるなら本望である。

　このように覚悟を述べる岩倉に、暗殺者たちは初手から呑まれていた。ここに直助がいたとしても同じことだっただろう。

『しら雪物語』や『岩倉公実記』では、この面談の場面で赤報隊について話されていない。直亮が訴えたのは、これまで攘夷をなすべく命がけで活動してきたのに、「朝議既に仏英蘭三国の公使に朝見を許され又新政は漸々《ぜんぜん》外夷の法則を採用せらるゝ」[※49]という、新政府の掌を返したような外交方針や政策に対する批判だった。直亮は「先帝の叡旨に背かずして之を行ひ給はんことを願ひ一死を以て朝廷に諫奏《かんそう》せん」ための計画だと述べて、諫奏書を岩倉に見せる。復讐ではなく、大義ゆえの行動だと示したのである。[※50]

対して岩倉は、諸君ら五、六人を処分するのはたやすいことだが、君らのような忠義の士は皇国の元気となる者であるから、そうするに忍びず、こうして呼び寄せ、真情を聞こうと思ったのだと、脅しとも、おだてとも、恩を着せるともとれるような言葉を巧みに織り交ぜながら、次のように事情を説明した。

兵力も武器も資金もない朝廷は、諸大藩の助力を必要とし、そのためには不本意な言い分も呑まざるをえない。十中八九は思い通りにならないのだ。いかに心服しがたいことでも、討賊の大事を目前にした今は採用するしかない。関東平定の後、朝廷の基礎が確立したら、大いに一新の良政をなそう。諸君のような忠義の士には、まだまだ活躍の機会がある。だから今は忍び、時を待って奉公せよ。

このように岩倉は、自分も直亮らと同じ思いに耐えていることを明かし、将来の引き立てをも匂わせた。直亮らが感服していると、家人に酒を出させ、岩倉みずから酌をして、ますます感激させた。

岩倉の言い訳も嘘とばかりは言えなかったが、鳥羽・伏見の戦いの前には、外交策の転換をすでに認めていた。薩摩藩士だった有馬純雄（藤太）の『維新史の片鱗』に、鳥羽・伏見の戦の直前、有馬と中村半次郎（桐野利秋）が岩倉邸へ行き、戦を不安がる岩倉に対して、中村が軍陣の充実ぶりをでたらめに吹聴して心配ないと断言すると、安心した岩倉が「この戦いが終わると攘夷をせねばならぬが、その手配はできるか」と問うたことが記されている。中村は「攘夷などということは、御前の口からお出しなさるものではござりませぬ。それは倒幕のための口実で、その実、決して攘夷をするのではなく、かえって世界各国と交通しなくてはなりませぬ」と答える。岩倉はそれで話をやめ、二人を酒でもてなしたという。

岩倉にとっても不本意であったにせよ、直助と直亮に関東探索を命じたときには、とうに積極的な外交を黙認していたわけである。

直亮は岩倉に、新政府の方針転換によって、「身を天地の間に容るゝ所なきが如きの想」をしていると訴えた。[※51] 攘夷の方針に戻すことを願っての発言だろうが、同時に、赤報隊の運命に自らの行方を予感しているような言葉でもある。だが、その不安は岩倉の言葉で払拭された。感動して涙を流し、岩倉への忠誠心をいっそう深め、歌を捧げる。

なきものと思ひすてたる露の身の
　命となりぬ君が言の葉

蔭たかく緑いろこき言の葉そ
　今宵の露の命なりける

岩倉の言葉に、すっかり呑まれていた。翌日には直亮のもとに「蕨代《わらび》」と称する金が届けられ、ますます感動し、また一首。

世のかぎりつくさざらめや賜はれる
　蕨の代《しろ》を命にはして

直助も、直亮から聞かされて同じように感激していたに違いない。

五　戦のなかの医師たち

宗伯、西郷への嘆願に同行

三月六日、大総督府は江戸城を十五日に総攻撃すると決した。

勝麟太郎（海舟）の書簡を携えて駿府へ派遣された山岡鉄太郎（鉄舟）は、九日に西郷に面会し、慶喜の恭順の意を伝えて、西郷の提示した降伏条件を持ち帰る。

一方、静寛院（和宮）や天璋院（篤姫）も、それぞれの縁故を頼って、嘆願書を持たせた使者を派遣した。天璋院は十一日に、かつて薩摩から江戸に従ってきて今は老齢ゆえ宿下がりしていた局《つぼね》、幾島を派遣している。薩摩との縁の深い局だろうが、いかんせん老齢で歩行さえおぼつかなかった。派遣にあたって天璋院から「御くるミ御ふとん」が遣わされたほど、無理を押しての使いだった。それで女中七人、奥向きの役人五人の他に、浅田宗伯も同行した。医師の付き添いが必要だったのである。出発の前日に同行を命ぜられた宗伯は、戦を避けてほしいと訴える嘆願書を自分もしたためて備えた。

一行は十二日に川崎で西郷に面会し、天璋院からの嘆願書を渡した。宗伯は西郷の対応を「吉之助深く諾《だく》[※52]し」とだけ記している。だが、藤田英昭「知られざる戊辰戦争期の天璋院[※53]」に紹介されている肥後藩の風聞探索書によれば、西郷は天璋院の嘆願書を読みながら涙を流し、読み終えてもなお泣いていたが、やがて泣き止むと姿勢を改め手をつき、次のように言ったという。

「これほどご苦労あそばされましたとは、なんとも恐れいります。言葉もございません。これと申すも畢竟《ひっきょう》、逆賊慶喜の所業、憎き慶喜でございます」

幾島と付き添いの一行は、それまで貰い泣きしていたのだが、この言葉を聞いて怒り心頭に発し、今にも西郷を刺しそうになったと、付き添ったうちの一人が語ったという。慶喜を処分することはしかたないが、その罪を徳川家におよぼすことなく、家名存続と旧領安堵をと願った嘆願書を読んで、よもや慶喜憎しという言葉が返ってくるとは思わなかったのである。

とても「深く諾し」たとは言えない結果だったようである。十三、十四日の勝・西郷会談を経て、江戸は戦火に焼かれることなく、四月十一日の江戸城開城を迎えることになった。だが天璋院は、嘆願した徳川家の旧領安堵が許されず、駿府への移封を命ぜられたことが不満で、奥羽越列藩の反撃に期待するようになる。

こうして幕府が滅びゆくなかで、宗伯は「慷慨《こうがい》して世を憂」い、執政の士たちと、また市井の憂国者たちと、しばしば激しく議論していた。[※54]宗伯は幕府が倒れたことについて、「前君の失策によると雖《いえど》も其乱の根基《こんき》は長州にあり」と考えていた。

そもそも長州藩家老の永井雅楽《うた》が開港通商を説き、藩主まで登城して和親通商を迫っておきながら、にわかに京で攘夷すべしと煽動したあげく、薩摩を英国と戦わせてから和睦させ、「遂に両国志を合し近国の諸侯西洋に甘心するものを合従し幼弱の天子を擁して討幕の策を成就するに至る。是攘夷は表向にして内実は外国と和親して幕府を征討するなり」[※55]。

宗伯にとって維新は、長州藩をはじめ西洋に感服している諸侯が、「外国と和親して」なした策謀の結果だった。

慶応四年（一八六八）七月、水戸で謹慎していた慶喜が駿府へ移ったのに従って、宗伯も駿府へ移ったが、滞在したのは二ヶ月だけだった。駿府を出た九月には、元号が明治へと改められている。それからしばらく宗伯の動向はわからないが、明治四年（一八七一）には東京の牛込横寺町に住んで開業している。当初はのんびり隠居生活を送るつもりだったが、診療の依頼が絶えないので再開したという。

宗伯の医院の玄関には、次のような「家規」が掲げられていた。[※56]

一　華族が新たに診療を請うてきても大抵は謝絶すべし。なぜならこの頃、西洋に心酔して、その余唾を舐める者が多いからである。ただし従来から依頼の邸はその限りにあらず。

一　薬価を問う者があれば拒絶すべし。医は仁術を旨とする。薬代をむさぼり診察料をかすめ取る者は商売人に劣るゆえなり。ただし病者が志として謝礼なすことは拒まない。

一　塾生で洋書を読み洋服を着す者は速やかに放逐すべし。当家では数十年、周の職をなし、漢の術を行っている。洋癖ある者は出入りを禁ずる。ただし職業のための洋服を着ている者はその限りではない。

周や漢時代の医術だというのは、古方を基本としているということでもあろうが、今どきの洋風かぶれを受けつけない理由としての古さの強調だ。宗伯にとって維新は、西洋に感服した諸藩が外国と手を結んで策謀した結果である。明治になって、西洋風になびく者たちへの嫌悪がいっそう強くなったのだろう。

戊辰戦争の松本良順

江戸城が開城した後、降伏を潔しとしない幕臣たちは、江戸で闘い散ろうとする彰義隊一派と、脱走して会津へ集合し再起をはかろうとする伝習隊一派とに分かれた。松本良順は、治療していた患者がみな癒えると、「海陸軍人中親友の脱走する者すこぶる多きを以て、これを棄つるに忍びず、走って生死を共にせんと欲」し、[※57]弟子たちとともに会津へ向かう。医療器具をまとめて実家の佐倉順天堂に送ったうえで、幇間《ほうかん》を連れて遊客のふりをし深川の娼家に泊り、未明に小舟で江戸を脱出、佐倉で荷物を受けとってから会津へ入った。

会津では、藩校の日新館を病院にして治療にあたった。良順の到着は広く伝えられ、各地から大勢の負傷者が送られてきた。その負傷者が村医から受けてきた治療はまちまちで、でたらめなものもあり、傷口が壊疽《えそ》を起こしてひどく衰弱している者が多かった。なかには、まるでキセルに紙縒《こよ》りを通して掃除するように銃創を綿布で貫いて拭ってあったり、煙硝の毒を吸い取るのだと疵口《きず》に発泡剤（皮膚を刺激し水疱を生じさせる薬）を貼られた者までいたという。

そこで良順は会津藩主、松平容保に村医を招集するよう求め、療法の口授を始める。そのことを伝え聞いた奥羽諸藩の医者もやってくるようになり、たちまち受講生は六十名以上にもなった。良順は講義を毎日続け、その内容を筆記させて『療痍《りょうい》略伝』という書にして便宜を図る。

在村の蘭方医にはさほど技量や知識のない者も少なくなかったから、指導を受けた医者には漢蘭どちらもいただろう。とくに銃創治療などは経験したことのない者がほとんどだったはずだ。新政府は横浜軍陣病院を江戸下谷の津藩藤堂邸に移し、そこに医学所も含めて、大病院と称したが、アーネスト・サトウはここに関して、「ヨーロッパの医師の地位を、日本の半可通な薬剤師に与えることはできぬという感じが、自然に起こった」と記している。[※58] サトウには、蘭方医であれ日本の医師は、薬の処方をするだけの「半可通な薬剤師」に見えていたようである。

戦乱の時代に必要とされたのは、軍陣医学である。良順が長崎で師事したポンペもボードインも、ユトレヒト陸軍軍医学校出身の軍医だった。海軍伝習所で彼らに軍事の一翼たるべき医学を学んだ良順は、軍医としての矜持を持って活動してきた。その医学が最大に発揮されるときだった。このときの良順には、軍医の職務を貫くという思いと、また同時に西洋医学の圧倒的な優位性を披瀝し教授しようという思いもあっただろう。

日新館の患者は二百人を下ることなく、まもなく食糧が足りなくなった。農民から牛を買い取ることでしのいだが、やがて薬が尽き、包帯にする木綿もなくなる。

陥落の時が迫っていた。容保は、良順を呼び寄せ、「ここに至っては、もはやできることはないから、どうか思うままに他郷へ避難してほしい」と告げ、感謝の記念品を贈った。良順らは、招請されて庄内へ向かう。

会津を出たときの夏服のまま、雨がちの日々に濡れても着替えはなく、秋冷えの旅路を急いで、ようやく庄内に着いた。古着屋を呼んで着替え、海産物の馳走に極楽の思いを味わったが、良順はリュウマチを発し、起き伏しも難しくなってしまう。それで、しばらく温泉で療養することにした。

ところが療養を始めてまもなく、榎本武揚《たけあき》からすぐに来てほしいとの書簡が届く。やむをえず肩輿《けんよ》(肩でかつぐ乗り物)を雇い、仙台へ向かった。

面談は開陽丸の船上で、良順は懐かしい面々と旧交を温めることができた。武揚の用件は、箱館への同行の要請である。蝦夷を新天地とする独立政府を樹立しようとしていた。

良順は反対し、別案を述べる。

今すぐ軍艦を連ねて西下し、桑名から上陸しようという提案だった。新政府への不満を抱えている桑名藩の協力を得て、東征のために防備が手薄になっている近畿へ進軍し、錦旗を奪えば、今度は薩長が賊軍となる。そうなれば会津軍も息を吹き返し、西軍を挟撃することができる。

これが唯一の、そして最後のチャンスだと説得したのだろう。何度も話しあったようだが、物別れに終わった。良順を引き下がらせたのは、土方歳三の言葉だった。

「君の意見はもっともです。聞けば賛成する者がほとんどでしょう。しかし、それはいたずらに榎本の勢力をそぐだけのことで、益になりません。そもそもこの挙は、三百年にわたって武士を養ってきた幕府が倒れようというときに、一人も腕力に訴えて死ぬ者がいないのは恥ずべきことゆえになすのです。勝算などは期待していません。しかし君は前途有用の人だ。断然、ここを去り、江戸へ帰るべきです。もし捕縛されても、西軍の将士はみな君を知っているから危害を加えることはないでしょう。我らのような無能者は快く戦って国家に殉ずればよいのです」

良順は納得した。というより、諦めたのかもしれない。死に花を咲かせるのが目的なら、医師としての働きがいがない。「その好意を謝してその言に従」った。

オランダ商人、スネルのホルカン号に乗船して横浜に行き、スネルの商館にかくまわれていたが、まもなく捕えられ、江戸へ送られた。

高松凌雲の蜂起計画

榎本武揚らは、箱館の五稜郭を拠点とし、蝦夷共和国を樹立する。そこでは高松《たかまつ》凌雲《りょううん》が、箱館病院の頭取として治療にあたった。

高松凌雲は、天保七年（一八三六）、筑後国御原郡古飯《ふるえ》村（現在の福岡県小郡市古飯）の庄屋の三男に生まれ、久留米藩の家老の陪臣の養子となったが、養家の家政の紊乱《びんらん》、先輩同役らの風儀の頽廃に耐えがたく、脱藩して大坂へ、次いで江戸へ出て蘭方医の石川《いしかわ》良信（桜所《おうしょ》）に入門する。さらに大坂で緒方洪庵の適塾で学び、江戸へ戻ってからは幕府が横浜に設けた英学所でヘボンらから英語を学んだ。良信の推薦により一橋家に仕えると、まもなく慶喜が将軍となり、凌雲は将軍の診療をする奥詰医師となる。あてもなく養家を飛び出した安政六年（一八五九）からわずか七年後のことだった。

慶応三年、パリ万国博覧会に派遣される日本代表団の政府代表、徳川昭武《あきたけ》の御付医師として渡欧する。昭武は慶喜の弟である。凌雲は万博後も留学生としてパリに留まることを命ぜられており、「神の館《オテル・デュウ》」という医学校で当時の欧州でも先端の医学を学んだ。充実した日々だったが、鳥羽・伏見戦の報せが届くと、こうしてはおれぬと急ぎ帰国する。

江戸へ入ると、婦女子は近郷に避難し、誰もが不安におびえて寝食も安心してできず、いくらか資産があれば盗賊に襲われるという、「実に乱離名状す可《べか》らざるの世」となっていた。凌雲は、水戸で謹慎中の慶喜に拝謁してから今後の進退を決めようと考えたが、謁見願いが却下され、「大いに失望」する。町を見れば、「西軍は錦旗を頭上に戴き市中を横行し、傲慢無礼なること見る毎に憤怒に堪へざる」思いが湧きあがるばかりだ。そこで同志らと謀り、西軍を後方から攻めながら仙台方面に進み、東軍と合流するという計画を立てた。

彰義隊の残党などを勧誘してまわり、兵士を集めた。兵士たちは船中に潜ませ、待機させた。武器も船底に積み込んだ。凌雲がフランスから持ち帰った医療器具は磐城《いわき》に輸送するように手配した。準備は着実に進んでいた。

ところが下谷御徒町に潜伏していた同志の隠れ家が発覚し、急襲される。殺された者もあり、二人は捕縛された。今後はもっと警戒しなくてはと凌雲らは互いを戒めあったのだが、船中に潜んでいた兵士たちは、このことを知るや、みな逃げだしてしまった。兵を失っては、蜂起しようもない。進退きわまった凌雲らは、品川に停泊中だった、榎本武揚率いる艦隊の旗艦、開陽丸に乗艦することにした。

そこに書状が届く。水戸に行き慶喜の御供をせよというのだ。凌雲の心は揺れた。君命にしたがうのは臣下として当然である。一身上の利害から考えても、そうすれば身は安全となる。対して東走することは、死地に身を投ずるようなものだ。「生を好み死を悪《にく》むは人情の常」である。だが、「一旦決死同盟を約しながら今にして之を変ずるは実に我為すに忍ばざる所なり。縦令《たとえ》君命に背くも同盟の義豈《あに》変《へん》ず可《べ》けんや、一死以て国家に報ずるあらんのみと、断然決意して東走の準備」[※59]にかかった。

出航も間近になって、また書状が届く。慶喜が駿河に移ることになったので、水戸でなく駿河へ行くようにと伝えてきたのである。凌雲は、駿河へ向かうと書き送ってから、ただちに開陽丸に乗艦した。

艦隊は銚子沖で暴風雨に翻弄され、開陽丸は舵も失い、ほとんど難破しかけながら、なんとか仙台に入る。この遭難で艦隊は二隻を失った。仙台で船を修理し、欠乏品を補充した。長岡などへの援軍も出した。松本良順が開陽丸にやってきたのは、このときである。つまり東軍の敗色がすでに濃くなっていた。仙台藩では、西軍につくべしとの主張が強まり、武揚の説得も効なく、藩論は転じてしまう。艦隊は、ただちに各地の敗兵を乗艦させて出航、箱館をめざした。

箱館の野戦病院

西軍への怒りを抱いていても、凌雲には医の理想があった。箱館病院では、敵兵も自軍の兵と同じように治療した。陣営を問わず傷病者を治療することは、医師が軍制の外に立つということである。軍医として体制内の位置づけを求めた良順とは逆に、制外の存在であろうとしたのである。

凌雲は箱館病院の頭取となることを引き受けたとき、病院の全権を自分に一任し誰にも口出しさせないという条件を武揚に呑ませている。隊ごとで身勝手になされていた治療の体制を整理し統括するためでもあったが、軍から独立していなくては、やがて西軍が病院を襲ってきたときに入院患者を守ることができないというのが本当の理由だった。むろん引き受けた時点では、そうとは言えない。戦況が危うくなってきて、患者とともに室蘭へ避難するように告げられたとき、初めてその意を述べて、この病院に留まって患者を守ると断言した。そして実際、西軍の兵が乗り込んできたとき、凌雲の周到な準備と銃砲に囲まれながらも落ち着いた応対によって、患者は守られた。ただし高龍寺分院では、無抵抗の患者たちが虐殺され、まだ息ある者もいるままに火を放たれている。

五月十八日、武揚らは投降した。凌雲は、降伏を勧める仲介役をつとめた。不本意な役回りだった。武揚らは死を覚悟しており、凌雲の心も彼らの側にあった。だが凌雲の訴えを聞き入れて入院患者を助命し、不足品の援助までしてくれた薩軍の池田次郎兵衛からの頼みに、義理を立てざるをえなかった。旧幕軍の一員としての心情を殺し、医師の立場からの行動をとったとも言えよう。

戊辰戦争は終わった。

良順と凌雲

投降の翌日から凌雲は、箱館の新政府軍の大病院での治療を命ぜられる。そして八月になって重傷者が江戸へ移されるとき、付き添ってともに送られた。患者がみな癒えると、凌雲は阿波藩邸にお預けの身となる。寒風が吹き込む、だだっ広い部屋で薄着のまま、ごく貧しい冷たい食事しか与えられず、「生来未曾有の苦境」に置かれた。走り回るネズミたちを友とし、戯れる姿を眺めながら時を過ごした。このときリュウマチを患い、生涯悩まされる持病になってしまったという。

明治三年（一八七〇）二月十五日、謹慎を解かれて静岡藩邸に入る。体の衰えはひどかったが、すぐに徳川昭武の蝦夷地検分に随行を求められ、無理を押して出発する。昭武は凌雲の帰国後も留学を続け、今は帰国して水戸藩主となり、北地開拓を命ぜられていた。

半年ほどの旅から帰ると、静岡へ行って慶喜に仕えようとしたが、水戸家に引き留められた。慶喜からも実母の貞芳院のいる水戸家に仕えるようにとの命を受け、東京に住むことを決心する。水戸家での待遇はよく、開業も自由にしてよいとされたので、明治三年十一月に浅草新片町で開業した。

一方、横浜で捕えられ江戸へ送られた松本良順は、松平筑前守邸、次いで加賀藩邸に預けられたが、凌雲とは雲泥の差の待遇だった。加賀藩邸では、牢座敷とはいえ炭火もあれば寝具も上等で、食事も豊か。体を拭くための熱い湯も毎日与えられた。書物や画帳、筆記具の差し入れもあり、暇を持て余すこともなかったという。

明治二年十二月、「朝敵の大罪たるも、特典を以て死を免」ずとして、良順は尾州徳川邸で五ヶ月の謹慎を言い渡される。五月に解放されると、十月には早稲田に病院兼塾舎の「蘭疇舎」を創設した。凌雲が開院したのとほぼ同時期である。

だが翌年三月には良順は兵部省の病院御用掛に任ぜられ、五月には蘭疇舎も仮軍事病院として借り上げられた。後に良順に勧誘されて兵部省に入る石黒忠悳によれば、「その頃、松本先生はすこぶる傲岸の人と評せられ、世間の医家をすべて自分の弟子でもあるように取扱」った。兵部省への出仕も、「大西郷がわざわざ先生を早稲田の邸に訪れ、山縣大輔も数回その家を訪ねて懇談され」て、ようやく同意したという。八月、良順は初代軍医頭に任ぜられ、十二月には従五位に叙せられる。このとき名を順と改めた。翌々年には初代陸軍軍医総監となる。

良順が軍医頭になった頃、凌雲は師の石川良信が苦境にあることを知った。良信は、奥羽越列藩同盟に加わっていた故郷の仙台藩を援けようと赴いたが、藩論が一転して西軍につくや、「謀逆の者」として捕縛され、いまだに仙台の獄中にあるばかりか処刑されるかもしれないというのだ。凌雲は驚愕し、良順を訪ね、援助を求めた。良順にとっても良信は、ともに奥医師であった元同僚である。

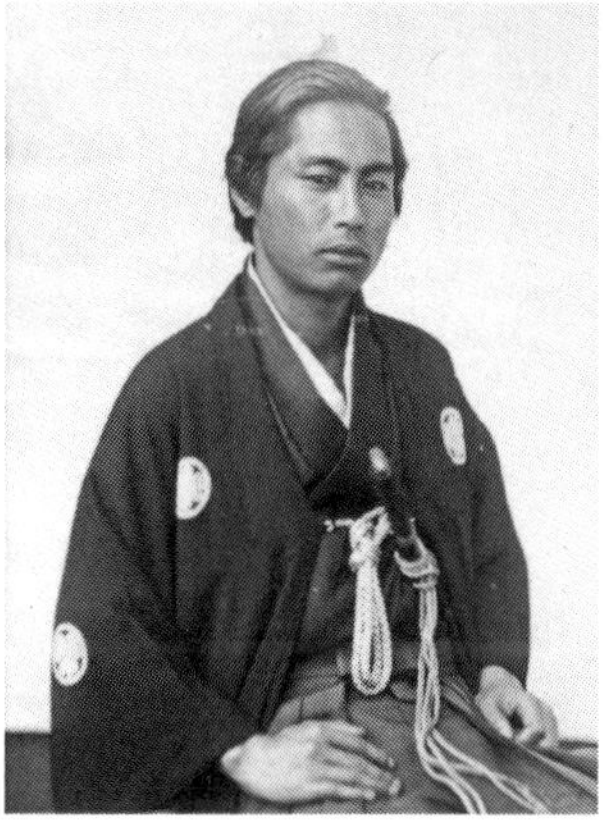

松本凌雲の若い頃（松戸市戸定歴史館）

数日後、凌雲のもとに良信の赦免と兵

部省軍医部への任官を伝える書簡が届いた。謝礼のために良順を訪ねると、良順は凌雲をも軍医部に推挙したいと告げる。

その頃、榎本武揚や大鳥圭介ら箱館政府の幹部七名がまだ獄中にあり、処刑すべしと主張する声が強かった。処刑されるくらいなら、箱館で討ち死にしたほうがよかっただろう。凌雲は「平和を謀」ったことに自責の念を募らせており、新政府に仕えることなど、とてもできなかった。その場で辞退した。

このとき改めて凌雲は制外に立つという自覚を深めたのかもしれない。まもなく榎本武揚らが釈放されると、凌雲はすぐに武揚を訪ねて謝罪する。武揚からはむしろ感謝を告げられて心が晴れるのだが、凌雲はそれからも官職に就くことはなかった。水戸家も辞して、諸方からの招聘もすべて断っている。西南戦争のさいに佐野常民から博愛社（日本赤十字社の前身）への協力を求められたときも、それが陸軍の所管であることを理由に断った（惨状を見かねて、後には病院での治療を引き受けている）。

「五斗米の為に膝を屈するを欲せず。独立して力を公共事業に尽さんと。仕官せず。俸禄を受けず。自主自由[※60]」に生きたのである。上野桜木町に鶯渓《おうけい》病院を開業し、貧民への施療に生涯を費やした。明治十二年（一八七九）には個人事業の限界を覚え、医師の賛同者十四名とともに救護団体「同愛社」を創立する。鶯渓病院を本社とし、寄付金を積み立てて、明治三十年代までに東京府内六十数ヶ所におよぶ救療所を設けたという。大正五年（一九一六）に凌雲は没するが、同愛社は昭和二十年（一九四五）まで続いた。救われた貧民は数知れなかった。

凌雲の理想は、パリで学んだ医学校「神の館」に付属していた貧療院にあった。政府の援助は受けずに寄付のみで運営し、施療でも一般患者とまったく同じ環境、設備、人員で、同じ治療を行っていた。凌雲は医学の知識や技術だけでなく、その精神をも学んできたのである。

凌雲はあくまで患者その人に向きあう治療者であろうとしたとも言えるだろう。諸藩にも貧病院を設けたところはあったが、費用を抑えるために患者を等級づけるなどの制約を課しがちだった。官の援助を受ければ、運営に口出しされ、理想に反する条件をつけられもする。凌雲が考える公共事業は、公権力から離れていなくてはできなかった。箱館で榎本武揚に病院運営の独立を約束させたように、政治から独立していなくてはならなかった。

1 『名越舎家集』

2 天野真志『幕末の学問・思想と政治運動』に紹介された原文を要約した。

3 天野真志『幕末の学問・思想と政治運動』

4 『荻生徂徠』（『日本思想体系』三六所収）

5 『水戸学』（『日本思想体系』五三所収）

6 『やまと新聞』明治四十年十二月中に連載された堤正誼の談話（『橋本左内言行録』所収）

7 安政三年四月二十六日の中根雪江宛て書簡。『渡辺崋山　高野長英　佐久間象山　横井小楠　橋本左内』（『日本思想大系』五五）所収

8 角鹿尚計『橋本左内』

9 武家諸法度での医師のあつかいに関する記述は、安西安周『日本儒医研究』に拠った。

10 『名越舎翁家集』

11 同前

12 同前

13 『詳伝』

14 天野真志『幕末の学問・思想と政治運動』

15 『覚書』による。

16 「松本順自伝」（『松本順自伝・長与専斎自伝』所収）

17 同前。なお二十日以上も眠らずにいたとは信じがたくはあるが、自伝に従った。

18 『橘窓書影』（『句読点で読む橘窓書影』に拠った）

19 「橘黄年譜抄」（『杏林叢書』下巻所収）

20 同前

21　福沢諭吉の談話は、竹山晋一郎『漢方医術復興の理論』中に「遺談中の一節」として引用されているが、元の文は未確認。竹山はこの解釈の難点を指摘しつつも、政治的な交渉を仲介した可能性は排除していない。また油井富雄『浅田宗伯』も、宗伯がこの治療中に親交のあった川路聖謨に書簡を送っていることから、「何らかの秘密のメッセージを運ぶために、宗伯がロッシュの元に派遣された」可能性をみている。いずれも臆測ではあるが、ロッシュの治療の謝礼をナポレオン三世が贈っていることにもそれなりの理由があったと考えて当然かもしれない。

22　宗伯は『原医警医紀事』『西医指要』『内科闡微私評』などの著作で西洋医学を批判しているというが、未見。

23　「蘭疇翁昔日譚」（『医界時報』二九八号　明治三十三年二月十七日）。ただし鈴木要吾『蘭学全盛時代と蘭疇の生涯』中の引用に拠った。

24　「橘黄年譜抄」

25　『相楽総三関係史料集』所収

26　同前

27　井上頼圀『己亥叢説　続』

28　同前。なお長谷川伸『相楽総三とその同志』には、頼圀は直助とともに薩邸に入ったが、浪士たちと性格的にあわず数日後に出てしまったと記されている。小川香魚などの門人がともに薩邸入りしており、気吹舎門人でもある高弟の頼圀が同行していてもおかしくはない。だが根拠が記されていないので、とりあえず頼圀本人が知らなかったと述べているのに従うことにする。

29　『名越舎翁家集』

30　高木俊輔『明治維新史の再発掘』

31　塩見鮮一郎『決定版 資料 浅草弾左衛門』や畑中敏之「身分引上と醜名除去――『弾内記身分引上一件』の再検討」（『立命館経済学』56（2）二〇〇七年七月）に記された経緯に、良順の記述の信用できなさがわかる。
32 この自伝の記述のせいか、医師が髪を剃ることをやめたのも良順が始めたとされることがあるが、有髪と騎馬を始めた医師は、慶喜の奥詰医師（奥医師の配下にあたる）だった高松凌雲と柏原学而で、この二人の姿に刺激されて、良順をふくむ四人の奥医師が連署で畜髪を願い出て許可を受けた。慶応三年十月には、惣髪とすべきことなどを定めた医師に関する法令が発布される。
33 渋沢栄一『徳川慶喜公伝』
34 徳川慶喜『昔夢会筆記』
35 『徳川慶喜公伝』
36 同前
37 中根雪江「戊辰日記」（『史籍雑纂』第四所収）
38 落合直亮「権田直助翁の逸事」（明治会叢誌から『神道（14）』一八九三年一〇月に転載）
39 「薩邸事件略記」
40 『徳川慶喜公伝』
41 徳川慶喜『昔夢会筆記』
42 小生夢坊『小生夢坊随筆集』
43 「松本順自伝」
44 塩見鮮一郎『最後の弾左衛門』
45 坂本辰之助『維新の烈士国学の泰斗飯田武郷翁伝』（以下、『武郷伝』と略す）
46 高木俊輔『明治維新草莽運動史』
47 『明治維新史の再発掘』
48 『岩倉具視関係文書』第八
49 『岩倉公実記』

50 『直助翁』では総三処刑をめぐる問答が記され、『武郷伝』では、遅れてやってきた武郷が処刑についての説明を求めている。ともに時代を下っての評伝であり、話の辻褄をあわせるための創作、あるいは誤伝に拠ったものと思われる。
51 『岩倉公実記』
52 「橘黄年譜抄」
53 『天璋院篤姫』所収
54 『橘窓書影』
55 「橘黄年譜抄」
56 赤沼金三郎『浅田宗伯翁伝』ただし表現は少しくだいた。
57 「松本順自伝」
58 アーネスト・サトウ『一外交官の見た明治維新』
59 『高松凌雲経歴談・箱館戦争史料』
60 同前

第三章

維新後の医師の闘い

一　追われゆく医師たち

皇漢医道の復興

明治二年（一八六九）元旦、二条城から数発の祝砲が撃たれた。またしても兵乱かと不安を覚えた人も多かったという。このとき権田直助は、年賀の挨拶に訪れていた井上頼《より》圀《くに》に、次の歌を吟じて聞かせた。

大づつの音に天の戸うちあけて
　事あたらしき春は来にけり

まもなく直助自身にも、「事あたらしき」時代が訪れる。二月に、落合直亮とともに刑罰を司る官吏の監督職である刑法官監察知事に任命されたのである。
直助は、律令時代に違法行為を糾《ただ》し風俗を粛正した役所、弾正台《だんじょうだい》の再興を主張する建白書を携えて、五月に東京へ向かった。七月の官制改革で刑法官が廃され刑部省が設置されると、弾正台も設けられる。

その頃、徳川幕府の学問所であった昌平黌《しょうへいこう》が大学校に改組され、直助は大学中博士に転任した。大学校は、皇学を中軸とし漢学、洋学を輔翼（補佐するもの）とする復古主義的な方針に基づく教育行政機関である。大博士に平田銕胤《かねたね》、中博士に矢野《やの》玄道《はるみち》、玉松《たままつ》操《みさお》など、平田派の人々が多く任命された。井上頼圀も中助教に任ぜられている。

直助はこの転任からまもない九月、頼圀らと連名で建白書を呈上した。皇国の医道の発祥と衰亡の歴史や、古医道が「正大確実にして、規矩準縄《きくじゅんじょう》悉《ことごと》く備足」しており、治療で西洋医に並んで恥ずるものでないことなどを述べ、「大政復古、諸道御復興の御時節」にあたって「皇学を以て基本となし、漢洋を以て輔翼《ほよく》と」なす大学校が興されたのであるから、この「御規則に準じ、皇漢医道合併の学局を立て」るべきであることを訴えたのである。さもないと本邦医道は失われて復興の見込みがなくなり、漢医道も規則を定めなくては庸医《ようい》がみだりに人命を損なうので、いずれ絶滅にいたるであろうと、その必要を説いた。[※1]

この建言は容れられ、大学校に皇漢医道取調掛《かかり》が設けられ、直助は皇漢医道御用掛に任ぜられた。公に古医道を振興できる官職を得たのである。

また、明治二年の秋、神田神保町に私塾、名越廼舎《なごしのや》を開いた。二年中に二十二名、三年には三十七名の入門者があった。

著述にも精力的に取り組んでいる。

なかでも『医道沿革考』は、皇神から始まった医史を述べて古医道の価値を世に知らせようとした、この時期の直助の心の昂ぶりを感じさせる書である。とくにその「附録」は、医局で医制を立て医政を天下に施そうとするにあたっての提言、いわば今後の医道のあるべき姿を述べたマニフェストとなっている。

直助は言う。効果が確実で世人の救済に実益ある薬術だけを選んで折衷、編集し、これを「皇国医典」として日夜講究錬磨すれば、その術は「天下無比の良法」となり、必ずや「六大州に冠絶」するであろう。

皇・漢・洋の医術のそれぞれ効能の確かなところを折衷して最高の医術にしようと言うのである。ただし、皇国の道と名とを忘れてはならないと言う。道とは、医法が皇国の神々によって創始され万国に伝えられたという歴史である。名とは、クスシやクスリなどの和語、病名や薬名、病証の名などの和名である。

医学が皇神に起源を持つという歴史を前提とし、医学に関わる用語に和語を用い、「海外万国の所長を取りて羽翼《うよく》(助け)となし、確実正大の医道を立て、是を四方に施し、海内の医道を一新し」ようというのが、直助の提言だった。

そうする必要があるのは、以前からの主張の通り、異国の薬術で治った人はその国を慕い敬するようになり、皇国の薬術で治ればおのずから皇国を尊ぶようになるからである。医道は、「天下を治め蒼生《そうせい》（一般の人々）を憐む至情より起りて、全く国政の一なる故に」、正しくない医方で治療すれば人心を害し、正しい医方で治療すれば人心を正しくする。正しい医方とは、皇国の道と名とを守っている医方である。その医方で治療された人は、おのずから「天地の公道を知て、これを信ずる」ようになる。「天下人心を正くし、方向を定めしめむとする」ならば、「医道を正くするより近きはな」い。そうすれば、国体は充実し、皇威はますます輝き、異国人は畏服するであろう。

医道こゝに至らば、独疾病を救ふの（み）ならず、大政の一助にして道天地と共に朽《くち》ざるべきものをや。

直助は、「活体《いけるみ》」に向かいあおうとしたにもかかわらず、いや、それゆえにと言うべきか、身に対する政治技術としての医療を重視した。正しい医道によって、人心が正しく方向づけられ、国家秩序が保たれる。ゆえに医道は「大政の一助」となるのだ。直助が診療をさしおいて討幕運動に身を投じたことも腑に落ちる。まず皇国としての秩序が確立していてこそ、古医道は「大政の一助」でありえたからである。国家意識の勃興期にあって、直助は国家と身とが矛盾することなく一体でありうると信じていた。その一体であることの安心感や誇りが育ち保たれる経験を身に与えるのが、正しい医道だった。ゆえに「皇国医典」による医療を制度化すべきだと考えた。新政府が尊皇思想によって中央集権的な国家を創ろうとしていたとき、直助は医療によって尊皇思想を内面化した臣民を形成し、「大政の一助」となさんとしたのである。皇漢医道取調掛の設置は、その実現に向かう一歩となるはずだった。

西洋医の反撃

大学校は平田派の国学者が主導していたから、直助の構想はすんなり受け入れられたかと想像される。ところが実際は、そう容易ではなかった。

医道改正を担っていた相良知安の口述記録『相良翁懐旧譚』[※2]によれば、直助が最初に建白書を提出したときには、太政官の中弁であった江藤新平が、「政府は議論所ではない。大学東校に持って行って議論せよ。それで決着がついたら受け取ろう」と言って、建白書を受理せずに返したという。

先にも記したが、戊辰戦争のさいに西軍は横浜に野戦病院を設け、これを江戸神田和泉町の旧津藩藤堂邸に移し、御徒町の医学所も含めて「大病院」と称した。その後、医学所も旧藤堂邸に移し、「医学校兼病院」と改称する。それが明治二年六月に大学校の管轄下に置かれ、十二月に大学校は大学、医学校兼病院は「大学東校」と改称された。東京大学医学部の前身である。

建白書には明治二年九月の日付があり、そのときはまだ医学校兼病院だが、晩年の知安が回顧しての言葉なので、そこは曖昧なのかもしれない。とりあえず知安の懐旧譚にしたがって記す。

直助は、大勢を引き連れて大学東校へ押しかけた。東校では西洋医学しか教えていないから、きっと容易には認めまいと思ってのことだろう。待ち受けていたのは、医学校取調御用掛の岩佐純と相良知安である。二人は、大勢のうち上席の十名のみを総代として面会した。知安が建白書を受け取ると、表紙に「皇医道」「漢医道」と並べて書いてある。知安は「開いて見れば面倒だと思って」、即座に「これは表紙からすでに間違っているではないか」と論難した。道に二つあるわけはない。皇道も漢道も、医道としては一つである。温故知新として新旧の相違から取捨するだけで、いずれも尊重されるべき全く一つのものだ。こう説いてから、直助と頼圀に「相談があります」

と告げ、他の者は帰した。

　残った二人に、知安は尋ねる。

「日本魂とは如何なるものですか」

　意表を突いた質問だが、むろん直助にとっては長年とりくんできた主題である。「和《にき》魂《みたま》、荒魂《あらみたま》、術魂《わさみたま》、幸魂《さきみたま》、奇魂《くしみたま》の五つがある」と答える。

　知安は一礼し、それから言った。

「はじめて道の本源を知ることができました。皇国は元来言葉の国であるから、文字に拘泥してはならぬ。和魂は仁親で、荒魂は勇で、又術魂は智恵で此の三つは智仁勇である。それから幸魂とは良善幸福の出る所で、奇魂とは即ち奇異妙霊の在る所であって、此の二魂が取りも直さず医道の本源でありませう」

　西洋医と対決しようと意気込んできた直助らにとって、あまりにも思いがけない対応だったろう。「元来敬神家の権田氏の事だから、涙を流して喜」び、まことに貴説の通りですと応ずる。

　そこで知安は、私が取り調べた医道と医学という一篇の書があるので、「君達の御訂正を請はう」と、草稿を見せた。

　草稿の内容については後で取り上げるが、そこには知安が述べた五魂の説もすでに記されていた。国学者を説得するための文言を、知安は周到に用意してあったのである。そして、まず直助にどう言うかわかりきっていたことを語らせ、それに沿って相手を立てながら自説に導いた。直助は理解されていると感じて涙を流し、あっさり丸めこまれたのだった。

この面談の後で直助が大学東校宛てに送ったと思われる意見書が、『詳伝』に掲載されている。日付は正月とだけ記されているが、「和漢洋三道合一之御趣意　謹承《つつしんでうけたまわり》、因而《よりて》愚考候処」とあるので、面談の後に改めて自分の思うところを述べたものとわかる。三道合一であるから道を分けるのは間違いだという知安の主張に対して、漢洋の道は盛んですからいかにも見込みが立ちましょうが、皇国医道は千有余年も廃絶同様になっておりましたものですから云々と、皇国医道への配慮を願う文面である。

知安は、自説の草稿によって「皇漢医道家は忽《たちま》ち圧服させた」と述べている。この直助の文面にはたしかに説得を受け入れたような弱気が感じられる。そう思って見ると、この年に刊行された『医道沿革考』の附録で論じられていた「皇国医典」は、知安の説く「三道合一」を前提としながら皇道に寄せるべく工夫した、直助の妥協案だったようにも読める。意気軒昂と見えたのは、むしろ劣勢からの挽回をはかっての勢いだったのかもしれない。先に記した建白書も、和漢を合併して皇漢医道としているから、知安の意見にしたがって訂正して提出したものだったわけである。

とにかく皇漢医道取調掛は実現した。後に陸軍軍医総監となる石黒忠悳は、大学東校で知安の部下だったが、その『懐旧九十年』には、皇漢医道復興運動は漢方医が主導したものと書かれている。それまでの大学内の国学派と漢学派の対立が、洋学による統一への動きに対する反発から皇・漢学派が手を組んで洋学派と対立するようになった、当時の大学全体に生じていた内紛とも連動していたのではないかと思われるが、漢方医たちが直助らに替わって先導したのかもしれない。

忠悳は、「浅田宗伯氏はこの運動の総帥というべき人であったのですが、表面には出なかった」とし、「日本医道の人たちは、漢方医たちに引回されていた形であった」と述べている。

「これら一派の人たちは、この運動を皇漢医道という名称の下にその復興を時の大学の大監秋月《あきづき》種《たね》樹《たつ》氏に持ちかけ、一方これを宮中の大官に持ち込んだものです」

そうした働きかけもあって、皇漢医道取調掛は設けられた。職員は、和方医が直助と井上頼圀の二名、漢方医は七名である。

この部署でどのような活動が行われたかはわからない。ただ『懐旧九十年』の記述からは、西洋医たちの激しい抗議活動への対応だけで終わったのだろうと想像される。

忠悳は、皇漢医道御用掛が設置されたことに、「政府ではわれわれの仕事を何とみているか、日本に用のない、夷狄《いてき》のことでも見ているのであるか」と怒り、行動を起こした。自分たちが日々に医学改正に取り組み興隆をはかって努力している日新医学（西洋医学）こそが皇国の医道であるのにと、憤懣やるかたなかったのである。

「それから大変に揉めました。私どもも面白くないので、われわれの方で罷《や》めてしまい、そして集めた生徒も帰してしまおう、廟堂《びょうどう》において彼らのいわゆる皇漢医道が良くてわれわれの行うところを夷狄のことなどと見るようならば、むしろ官を辞《じ》そうと、肚《はら》を極《き》めて、烈しくぶつかったので、当局も考え直して大学内に皇漢医道の室を置くことは取消して、この医学のことは大学東校に引渡すこととなり、東校ではこの人たちを受取り一室を設けて毎日通勤させることになりました」

大学東校では、「これに対する方針をどうしたものか」と議論になった。厄介な荷物をどう始末するか、という雰囲気だ。

忠悳の同僚で、後に私立医学校「済生学舎」を創立する長谷川泰《たい》は、「構うことはない、解職して叩き出せ」と主張した。しかし忠悳は、「あの人たちもやはり医学者であるから、その自覚を促すように仕向けることを力《つと》めるのが道だ」と主張して、「われわれの日新医学の講義を聴かせ、また治療の有様を見せて自覚を促す」ことにした。

「その人たちに数ヵ月間月給を払い、毎日私どもの学校の状《さま》を見聞させました。すると、この人たちも大いに覚るところがあって、飽くまでも主張を貫かんとするようなこともなくなりましたゆえ、そのままその人たちには翻訳の字句を修正してもらったりすることになったのです」

はたして本当に「大いに覚るところがあって」、与えられた翻訳文の校正などの仕事に納得していたのだろうか。むろん、これは洋医の側からの語りなので、皇漢医側から聞けば、まるで違った話になったにちがいない。

なお『東京大学医学部百年史』では、皇漢医道取調掛の設置は明治三年十月二十五日とされている。『国学者伝記集成』は、直助が明治二年十月に皇漢医道御用掛に任命され（『詳伝』では八月）、十二月に本官を免ぜられて医道御用掛に任ぜられたと記しているが、これは明治三年の誤りだろう。ただ、この転任の記述は、十月に大学に設置された皇漢医道取調掛が十二月には大学東校へ引き渡されたことを示しているかと思われる。

明治四年七月に大学は廃止され、文部省が新設された。大学東校は東校と改称されて、文部省の所管とされる。『東京大学医学部百年史』は、いつ皇漢医道取調掛が廃止されたかは不明とし、おそらくこの改組のさいに廃止されたものと推測している。

わずか数ヶ月だけ存在し、何事もなしえなかった、幻のような部局だった。

相良知安、逮捕される

明治三年九月十三日、相良知安は新たな医学と医療のあり方を提案する建白書を提出しようと、下谷の東校を出て、湯島にある大学へ向かっていた。

直助と頼囲に見せたのは、この建白書の草稿である。知安はその草稿を見せて「皇漢医道家は忽ち圧服させた」が、「朝廷に満ちて居た攘夷家も得心させねばならない」と、さらに附言して、どの方面も説得できるように準備を重ねていた。[※3]

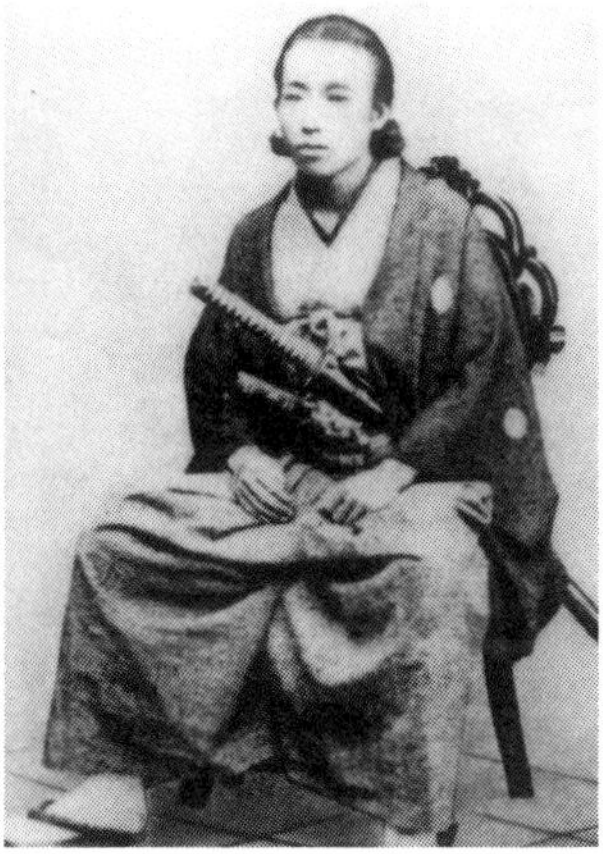
20代の終わりころの相良知安

「国典学者も儒学者も、亦《ま》た西洋学者も総てが承知するやうにと、苦心して書いた所が、幸にも一般に評判がよく、神祇官の説より医者の説がよいなどゝいふ事で、各方面から賛成を得たのは何よりうれしかつた」

　このように回顧する知安だが、新機軸の建言をするには、まだ敵がいた。

「其処で今一つ残るのは彼の横浜組即ち

幕府の西洋医家連中、これ等を圧伏する必要がある」

その頃、洋学者の主流は英学で、医学もイギリスに学ぶべきだと主張する者が多かった。旧幕臣の医師には限らない。新政府軍の従軍医師として北越、会津で活躍し、大病院、医学校兼病院で院長をつとめた英領事館付の医師ウィリアム・ウィリスを、大学東校にも迎えることが、水面下ではほぼ決まっていた。だが、日本医学がまず範とすべきはドイツ医学だと信じていた知安は、手続きの不公正やウィリスの資質を批判し、ドイツ医学の優秀さを訴えて運動する。ついに廟議に呼びだされると、死をも覚悟し、岩倉具視をはじめとする御歴々の居並ぶなかで、英医の採用は「筋違い」であると批判し、ドイツ医学でなくてはならぬことを力説した。そうしてドイツ医学の採用が決まる。[※4]

知安の要請で、医学教師としてプロシアから二名の軍医が招聘されることも決まった。普仏戦争のためにその到着は遅れていたが、知安にとって、日本医学を理想に近づけるための最初の関門を突破できたというところだ。これからは医学校のカリキュラムや医制を整備しなくてはならない。そのための基本理念や学科構成案を記したのが、いま知安が提出しようとしている建白書だった。

ところが、大学へ提出に向かう途上で、知安はいきなり逮捕され、弾正台に拘留されてしまう。部下の公金横領に連座したという容疑だった。ところが、七ヶ月経って一度だけ略歴の聞き取りがあった以外には取り調べもされないまま、翌年十一月まで拘留され続けた。冤罪だと承知のうえだったとしか思われない処置である。皇漢医道取調掛が存在していた期間、知安は大学東校にはいなかったことになる。

医を廃すべし

もし知安が逮捕されず、建白が採用されていたら、その後の日本医学の姿はいささか違ったものになっていただろう。

建白書はまず、「保護健全の道」について述べている。説かれているのは、「名を正す」ことの必要だ。それには本源を知らねばならないとして、知安はまるで国学者のように、神々に始まる医史から論ずる。直助らに見せたのはその草稿だった。ざっと要点を見てみたい。

大己貴命《おおあなむちのみこと》と少彦名命《すくなひこなのみこと》とが国土を経営するとともに療病の方法も定めたので、保護健全の道は治教（政治と教育）とともに行われ、数万年の間、とくに専門の職とされることもなかった。上古にはなにごとも純朴で簡素だったので、それで足りていたのである。

ところが百済から様々な学問とともに医書も伝来し、大宝（七〇一－七〇四年）にいたって唐の制度をまねて職が設けられ、医師と名づけられる。それ以来、「経文の法術」が蔓延し、それは武道と趣旨を異にするために賤まれ、ついには「小人の手に落て殆《ほとん》ど言べからざるの悪風に変」じてしまった。中国とは国体が異なるからには名も違っているべきなのである。政教に害があるなら医という名は廃さねばならない。

ここで、あの五魂の説も登場する。

五魂のうち、荒、和、術は体外の万物に接し、幸、奇は自体を保養する。したがって保護健全の道では、幸魂の功によって病が癒えたり疫病を免れたりし、奇魂の用によって身体がさまざまな仕組みで働いている。治教のうえでは、民は奇魂が安らかでないと惑乱するので、惑《まど》いを解くため幸魂によって物理を究め、奇魂を安らかにする道を明らかにしなくてはならない。大己貴命と少名彦命とが国土を経営し療病の方法も定めたのは、治教と療病とがともに魂によってなされることだからなのである。少名彦命の別名が久斯能加微《くしのかみ》なのは、その術が奇霊《くしみたま》である義によっている。これが保護健全の道の本源であるから、これによって名を正さねばならない。

そこで、医道、医師という名を廃し、「護健道《くすしのみち》」、「護健使《くすし》」と名を正すべきだと、知安は主張した。護健使とは、開拓使などと同じく役所名で、職員のこともさす。名を正すとは、たんに名称を変えるだけのことではない。

皇国は風土良好なので疾病は少ないといえども、「其土俗、物理に明ならざるをもって奇魂大に惑ひ、飲食摂生の法を謬《あやま》」っているため、自らを害し、日々に病が増えている。今これを治める基本的な法制を立てないと、後世には施す術もなくなるだろう。「民に頑陋《がんろう》の風」があるため容易なことではないが、この一新の機会にこそ、医制を確立しなくてはならない。

知安の構想する護健道では、「人未だ病ざるときに」、病を予防し健康を保たせることが「本色」だった。万物の発育、運動変化、死生、疾病の理を精緻に究めて、「飲食、起居、動静の法」を教え、疾病の元を断ち、疫病の流行を防いで、民の健康を保護するのである。

それに対して、病人を治療することは、この道の「余技」とされた。

護健使の主要な仕事は、いわば保健衛生の教導職である。それは治教とともになされるべきことだから、宣教使とともに活動すべきだとされている。宣教使とは、神道の国教化のために明治二年九月に創設された教導機関、およびその職員である。『知安翁懐旧譚』では、この文章について、「今日から見れば迂遠なやうなものであるが、当時の頑固な頭を持つてゐる人間にも感心させ勿体《もったい》がらせて、何れに向けても差支ないやうにする必要があ」ったと述べている。たしかに方便としての粉飾は多い。護健使という名すら、そうかもしれない。だが、その名に変えることには明確な目的があった。医師を、治療者から民政官に転換することである。民の「飲食、起居、動静の法」といった生活や身のありように、護健＝衛生の観点から規範を与える官職とするのだ。ゆえに「この道を講明する所以の学は、大学に存すべしと雖《いえど》も、之を行ふ所の事実は元来民部に在」るべきとされる。民部省は、戸籍、租税、鉱山、水利、養老などの事務を行う、明治二年七月に設置された官庁である。

この主張を正当化するために、知安は上古には医と治教とが分かれていなかったとする史観を利用した。復古主義に訴えて改革を果たそうとする、いわば医学の維新運動である。むろん古医道も漢方も認めるつもりはなかった。直助が思ったような東西を総合する「三道合一」は、知安の念頭にはない。攘夷家を説得するために書いたという附言には、「海外の医方を撰び至理を撮摘し更に皇国の医学速かに確乎《かっこ》独立し遂に各国に超越して人をして奇魂を安んぜしめ夷をして夷たらしむる」とある。皇国中心主義的な文章に見えても、選ぶ対象は「海外の医方」だけだった。知安が選んだのはむろんドイツ医学である。まずは外国に学び、研鑽し、やがては世界に冠たる日本医学とする。これを攘夷家を説得するためだったと知安は語っているが、それは文飾だけのことで、この考えじたいは以前からの本心だった。部下ながら旧知のように知安と意気投合した石黒忠悳も自伝に、「この人とことを共にして我が国医道の改正を断行し、これを以て君国に尽し、我が医学をして、欧米の医学と並んで馳駆《ちく》するに至らしめ、私の年来の宿願たる攘夷の実を挙げようと心に誓った」と記している。これはもちろん、将来に攘夷するため開国し西洋の文明に習うのだという維新政府の方針とも一致していた。

「一家の芸人」をこえて

相良知安の護健使構想は、治療より予防を重視したものと理解されやすい。だが、そこは要点ではなかった。医師に行政官としての地位を与えることが肝心だった。医師が武士から軽侮されてきたという憤りが、知安にあったからである。

知安は、天保七年（一八三六）に佐賀城下の八戸町で、代々紅毛南蛮二流の外科医として佐賀藩に仕えた医家の第三子に生まれた。十代藩主の鍋島直正《なおまさ》（閑叟《かんそう》）が学を好んだことから、佐賀藩はどこよりも蘭学が盛んな地となったが、一方では財政難も抱えていた。直正は洋医の育成のため新たな医学校の設立を計画するも、財政を担う蔵方から「今日迄医師は一家の芸人である為め、藩自《みず》から之れを教育すべき予算は一銭も無いとの申立」があったと、知安は言う。そのため、禄を得ている医家すべての役料が七年間にわたって半減され、医学校の費用にあてられた。その年に知安は、前年に養子に入っていた分家の養父が没し、十六歳で家督を継いだのだが、とたんに相続した家禄三十六石から二十石以上も削られたという。

これは藩政改革の一環ではあったが、知安には、医師が公的な役を持たない「一家の芸人」と軽侮されての処置として、不満が長く胸にわだかまった。

ちなみに、藩校の弘道館で国学や漢学を学んでいた知安は、このときできた蘭学寮に、安政元年（一八五四）に入学する。安政五年、家禄半減期間が終わるとともに、この学校は好生館と改称された。『相良翁懐旧譚』によれば、そのとき「従来の蘭法と云ひ、漢方といふを打被して、国学の下に一丸とし、大己貴尊《おおあなむちのみこと》を医祖神に祭り、新に学制を立てた」という。そうして漢蘭を総合するかのように言いながら、実際には漢方を廃したのだった。藩内で開業する漢方医およそ九百名をみな収容し、蘭方を学ばせたうえで免許を受けさせた。藩医も、漢方医は免職して蘭方医に代え、二十七歳以下であればここに寄宿させて洋書を読ませたという。後に知安が、国学的な思想を表に立てて医の道は一つだと言いながら西洋医学に一本化したことは、すでに佐賀藩で行われていたことだったのだ。それを踏まえていたに違いない。ならば「三道合一」を唱えた直助は、その計略にうまく利用されていたのだろうか。少なくとも、いいようにあしらわれていたことにはなりそうだ。

知安はその後、佐倉順天堂、長崎精得館、蕃学稽古所（致遠館）で学んだ後、直正の侍医となり、好生館で教導職差次という役職につき、明治二年一月には新政府から医学校取調御用掛に任ぜられた。

官職についたことで、知安自身としては「藩士を屈服せしむる」ことができた。しかし医師という職への軽視をなくすには、制度を変えなくてはならない。

「天下の武士、医を侮どり金を与えざるべし。故に先づ此の道を王政に属し、此の学を大学に位せしめ、永久正税より費を受けざるべからずと論ずべし。而《しこう》して地方各所に医学校病院を作るべし。西洋医を政府より定約せしめ国論を定め天下の学途を一にすべし[※5]」

医師をすべて国家公務員にして給与を支払い、政府が定めた西洋医学のみを学び行うようにすれば、もはや「一家の芸人」ではなくなる。「回想」と題された文書[※6]では、「医は純文にして和戦の大義に与からず。七百年来武士権を執て医を賤しみ医も亦自ら賤しみ」と述べている。政治や戦争のような大義に関わらないことで、医師は武士から久しく賤視され、みずからもそれに甘んじてきた。だが維新を迎えた今は、それをくつがえすときである。「医学は大学の外に在て」、いまだ本当の位置づけにない。大学東校は大学に統括される下位の存在だった。だが今は洋学が盛んな形勢にあり、「医学其先途に立てり」。この時にこそ、「自ら医を止め漢学を排撃し、医学を大学の上位に置き衛生事務を民部に設け」ねばならない。

医という名を廃することは、その名が想起させる漢方、つまり漢学と一体の医学を廃することだった。そして学者より上位に置かねばならない。「医生をして大学の上流に置きたるは、自ら和戦の大義に与《あず》からしめんと」することである。医者を学者よりも上位の行政機関に位置づけ、武士と同格にするのだ。

むろんその前提には、天下の大義に関わる事業であるとの医学観があった。そのことも、社会衛生学的な視点を持たない皇漢医学を排除し、西洋医学に一本化しなくてはならない理由だったろう。

復職、そして罷免

知安の冤罪は、英医ウィリスを推し、私的に採用を約束していた旧主、山内容堂《やまうちようどう》の顔を潰されたことを恨んだ、旧土佐藩士らによる復讐だと噂された。容堂が知学事（大学長に相当）の職を免職されたのも知安の謀りごとだと、藩士らは思いこんでいたのだということ。そして弾正台が、台長の河野敏鎌《こうのとがま》をはじめとして土佐閥で占められていたことが、この噂の裏づけとされた。

鍵山栄『相良知安』は、この説に加え、「皇国医道派や漢方医派連中も土佐閥と一緒になり、何等かの方法で知安を苦しめようと虎視眈々の態で時の到るを待っていたようだ」と推測し、同時に「それは非妥協的、非調和の人、極端から極端に走る性格の人、そしてそれが長所でもあり、短所でもあった知安の激情的性格が招いた災といえよう」と、本人の態度が招いたところもあったように論じている。

知安と親しかった石黒忠悳も、批判的にではないが、「すこぶる見識も高く、自信の強い、談論風発、気骨稜々たる圭角ある大議論家であった」[※7]と述べている。自信満々に角の立つ言い方で議論しては反感をかうのも当然で、改革じたいへの反発だけでなく、感情的にも知安を憎んだ者が少なくなかったようだ。むろん、それが冤罪に結びついたのかどうかはわからない。土佐閥の復讐というのも、まして皇漢医がそれに合流したというのも、根拠はなく、臆測の域を出る話ではない。

明治四年十一月二十七日、まともな取り調べもないまま無罪放免となり、知安は一年二ヶ月の禁固生活から解かれた。その間に、大学は廃止され文部省が新設されていた。東校は第一大学区医学校と改称され、プロシアから来日した軍医のミュルレルとホフマンがすでに着任していた。

知安は、明治五年十月八日に復職する。江藤新平、次いで大木《おおき》喬任《たかとう》と、佐賀出身者が文部省のトップを務めていたことによる後押しや、石黒忠悳による応援もあってのことかとされる。文部省五等出仕を命ぜられ、第一大学区医学校の校長に任ぜられた。この年の二月に文部省内に医務課が設置されていたが、知安はその課長を兼務し、翌年三月に医務課が医務局に格上げされると局長になり、また二月に設置された築造局(詳細は不明だが、大学・中学の建築事務を担当したと推測されている)の局長をも兼務した。医師の国家公務員化はかなわなかったが、医務を管轄する機関を「大学の上流」に置くことはできたことになる。明治六年十一月に内務省が設置されると、医務局は八年六月に内務省に移管された。

だがそれより前の六年六月に、知安は医務局長、築造局長を解任されている。七月に文部省四等出仕を命ぜられ、医学校校長は続けていたが、それも七年九月には免職となり、八年には本官を罷免されてしまう。完全な失職である。

職を追われた理由はわからない。親交のあった江藤新平が、六年に征韓論を主張して下野し、七年に佐賀の乱を起こしたことが原因かと推測されているが、定かでない。忠悳は「圭角を包まず、常に自負したために世人から疎んぜられ、遂に零落するに至った」と、性格に起因するかに述べているが、さすがにそれだけということはないだろう。

岩倉使節団が明治六年に帰国し、文部省トップは田中不二麿《たなかふじまろ》ら長州閥に移り、知安の役職はいずれも、不二麿の配下として岩倉使節団に加わって欧米の医事行政を視察してきた長与専斎《ながよせんさい》が継いだ。まずは、この交替のための理不尽な役職の剝奪だったと考えられる。

明治七年、長与専斎によって初めての「医制」が制定された。それは、知安が医務局長在任中に記した「医制略則」の草稿そのままに近いものだったという。知安の本官罷免はその翌年のことである。知安の「圭角を包」まない発言が、放置できないものになっていたのではなかろうか。

知安、易者になる

失職した知安は、妻子を佐賀へ帰し、自分は東京で隠棲した。いつしか芝区神明町の貧民街に落ち着き、易者を稼業とした。

学識や経歴からすれば、教師にも開業医にもなれただろう。易者は「売卜《ばいぼく》の徒」と呼ばれて、医者よりも卑賤視された職業だ。宮仕えにうんざりして極端へ走ったのか。あるいは官職ならざる町医者や雇われ医者になることなど、それまでの主張からして我慢ならなかったのだろうか。

官職にはただ一度、おそらくは石黒忠悳の斡旋によって、明治十八年(一八八五)に文部省御用掛として編輯局に勤務したことがある。しかし、わずか半年で退職した。やはり事情はわからない。

知安は落魄《らくはく》した。そう書かれてきた。しかし羽場俊秀『相良知安』は、医者、易者、学者というい く つもの顔を持っていた知安は、「市井の人々のよき相談相手になっていたのではないか」とし、落魄視することを否定している。

たしかに知安は易占に魅力を感じていたようだ。若い頃、藩命によって江戸へ遊学に来たさい、浅草にいた千枝という有名な易者に身の上を占ってもらったことがあった。よく当たっていたが、そのときは疑わしく思っていたという。ところが後になって、そのときに聞いた将来のことが、ことごとく時日も違わず起こっていたことに気づき、驚く。知安の将来ばかりでなく、「御一新の革命を予知して居た」という。

これは『相良翁懐旧譚』にあるエピソードだが、このことが易者になった動機だと述べているわけではない。『懐旧譚』はドイツ医学採用の時点で終わっているので、自分が易者をしていることじたい述べられていない。にもかかわらずこの逸話がはさまれているのは、知安にとっては印象深い、大きな出来事だったということだろう。そして、知安が易者をつまらぬ仕事とは考えておらず、真剣に取り組んでいただろうことを想像させる。それなら、落魄したとは言うべきでなさそうだ。

ただ、生活は苦しかった。「窮乏日に迫り幾《ほと》んど餓《うえ》に瀕」※8した。窮状を気づかって知安のもとをときどき訪れた旧友は、忠悳ただ一人だったという。

明治三十三年（一九〇〇）に勲五等、双光旭日章《そうこう》が知安に与えられたのも、忠悳が関係各所に一年かけて働きかけた結果だった。知安は、「拙者は礼服を持たぬので、石黒君が代理して拝受して来てくれた。それから石黒君と馬車で二、三方面に廻礼したが、三十年ぶりで始めてお正月気分がした」と、知人に語ったという。[※9]

叙勲後も、知安の暮らしぶりはとくに変わらなかったようである。貧民街住まいのままだった。易占の客はおもに遊女たちで、知安を「御前様《ごぜんさま》」と呼んだという。明治三十九年、インフルエンザにかかり、七十歳で亡くなった。

二　古医道から国語学へ

権田直助、国事犯に

皇漢医道御用掛は明治四年（一八七一）七月に廃止されたと推測されるが、権田直助はそれより早く四月に罷免されていた。

その年、直助は年初から厄介ごとに巻き込まれている。一月九日夜に参議の広沢真《ひろさわさね》臣《おみ》が暗殺されたが、八十人以上におよんだという容疑者のうちに直助も含まれていたのである。といっても、さほど強い疑いではなく、このときは一日謹慎させられただけで嫌疑は晴れた。

ところが三月二十二日、今度は国事犯として逮捕される。同じ日に、平田銕胤、丸《まる》山作楽《やまさくら》、角田忠行《つのだただゆき》ら平田派の国学者八名も捕縛された。「平田派国事犯事件」である。彼らは平田派の中心をなした存在だが、京都で遷都に反対していて東京へは遅れてやってきたので、いわゆる「神道国教化政策」には関わらず、むしろ激しい批判者だった。[※10] 頑迷な復古派として、国学者たちのなかでも政治的な力は弱かったのである。有力だったのは、平田派から分派した大国隆正《おおくにたかまさ》の学統である福羽美静《ふくばよししず》ら津和野派で、両派はさまざまな問題で対立していた。[※11] 政界を追われた平田派の人々は、この事件が津和野派の謀略だったと確信していたようだ。実情はわからないが、なにかと喧《やかま》しい厄介者たちを追放したかったのは、津和野派に限らなかった。同志のように接してきた岩倉具視は、その筆頭だったかもしれない。

容疑は定かではないが、征韓の陰謀をめぐらせたことであったらしい。そうであれば実際に謀ったのは丸山作楽だけで、他は冤罪だった。丸山の件を利用し、まとめて片づけることにしたのかもしれない。

直助は前田邸に幽閉され、役職も免ぜられた。十二月からは本籍地の毛呂本郷で謹慎させられ、宥《ゆる》されたのは翌年の九月だった。

走狗は煮らる

難事の絶えない直助を、落合直亮は「多難先生」と呼んだ。

もっとも伊那県の大参事となっていた直亮自身もこのとき逮捕され、阿波藩邸に預けの身となっている。以前にも「民の疾苦を除かむとて、かへりて嫌疑を蒙り[※12]」、贋金騒動に連座したとして逮捕されたことがあり、二度目の冤罪だった。直亮は「めしこめの窓のもと」で、暗殺を謀って岩倉具視と面談した夜に岩倉への生涯の忠誠を誓って歌を詠んだ思い出を記し、「うつそみの世の夢こゝち」だと綴っている。[※13]そのときのことが夢のように思われるというのだ。やがて罪は晴れた。しかし「もとより無実のことなれば、やがて許されはゆるされたれど、ゆるしがたきは、心のうちになむ。それより官海には思ひをたち、専ら、布教に従事」する。[※14]陸前国の志波彦神社、塩竈神社の宮司、晩年には駿河国の浅間神社の宮司も務めた。

直亮は晩年、「人生なるまじきは走狗なり。狡兎つくればやがて煮られむ」と、『韓非子』の言葉を用いて、相楽総三の悲運を嘆いている。猟犬は、素早い兎を狩ってしまったら、用なしとされて食われてしまうのだ。使い捨てられた総三の運命に、我が身も重ねての述懐だろう。生き長らえたとてむなしく、「数ならぬこの身なにをか望まむ。なにをか恨みむ。たゝ望むところ怨むるところは、君の御楯にたちて、同志と共に死なざりしを」と、あの時代にともに死ぬべきであったとの悔いに、思いは沈むばかりだった。[※15]

直助も同じように失意に沈んでいただろうか。次の歌に、当時の直助の思いをうかがうことができる。[※16]

橿原《かしはら》の御代《みよ》にかへると思ひしは
　あらぬゆめにてありけるものを

飛鳥川かはる淵瀬《ふちせ》もものならず
　いまは浮世を何にたとへむ

ことわりを日々にあらたにたづぬとも
　ふみたがへそ道のもと末《すえ》

思い描いた理想は夢でしかなかったと幻滅し、世の移りの早さに言葉を失いながら、なお道の本末を間違えるなと、新たな理を求めて逸《はや》る者たちへの忠告を詠まずにいられないのが直助であった。

前田邸に幽閉中、直助は国語学の研究を始める。以前に語学の心得のある弟子から著作の文章の間違いや伝わりにくいところを指摘され、これはきちんと学ばねばと心にかかりながらも、世の動乱のためにそれどころではなくなっていたのだが、世が安らかになり、「身はあらぬかたに蟄《こも》り居る事となりて、はからずも、暇ある身とはなりけり。さればこのいとまにこそ」と、研究に取り組んだという。[※17]「多難先生」は、転んでもただでは起きないのである。

明治六年に直助は相模の大山阿夫利《おおやまあふり》神社の祠官となり、大山に移住する。それからは神職、教導職の生涯を送ったが、かたわら国語学の研究と著述も続けた。『体言真澄鏡《ゐことばますみかがみ》』『詞の経緯の図《ことばのたてぬきのかた》』『国文句読考』『形状言八衢《ありさまことばのやちまた》』『国文学柱』『漢文和読例』『語学自在』など国語関連の著作は数多い。

山田孝雄《よしお》『国語学史』は、直助の国語学を次のように評している。

要するに権田直助の説は多少の欠点なきにあらずといへども旧派の国語学の穏健なる大成者と目すべく、その形状言の研究に於いては空前の大研究を施して、わが国語学の進歩に一の貢献をなしたることもまた永く忘るべからざるものなりとす。

形状言《ありさまことば》とは形容詞のことである。古医道が医学史家にほぼ無視されているのに比べると、高く評価されている。「最後の国学者」と呼ばれた山田孝雄ゆえの言というわけでなく、「空前の大研究」は大げさにしても、おおむね同じような評価が国語学史の上では定着しているようだ。

文章作法と「自然の格」

一方、古医道についての著述や講義はしなくなった。諦めて、国語学に転じたかのようだ。だが直助にとって、両者は連続したものであったように思われる。

国語学史上の直助への評価はもっぱら文法研究に対するものだが、直助が研究したのは文法だけではない。実際に読み書きするときの作法も論じた。

直助の師、平田篤胤の国語学は、音《おん》義《ぎ》言霊《ことだま》派《は》と呼ばれる。五十音図を宇宙構造と相応するものとし、音ごとに意味や働きがあるとする思想である。落合直亮は、音韻研究を言語学と音義学とに分け、言語学はあるべき形の規則を学ぶ結果学であるのに対して、音義学はその形が生まれる本源を追求する原因学であり、より高尚な学だとしている。[※18]

平田派の国学者には音義派が多かっただろうが、直助の著作には音義学の要素はみられない。音の意味や作用から言葉の成り立ちを考えることはなく、文法や文章構造の源を考えた。ただし、その源は神徳による生成とされるので、あらかじめ定まっているのと変わらない。したがって、もっぱら実際に用いるうえでのことに関心が集中していた。

『国文学柱』の序で直助が主張したのは、「自然の格」の必要である。範とされたのはむろん古代の歌や文だ。時代が下るとともに心賢しくなり言語の道は乱れてしまったからである。巻には技巧的で面白い文章も華やかな文章も多くあるが、古にかなった、正しいと思われるものはほとんど見られないと言う。

上古の言語は、「天地の法」のままであり、「自然の調《ととの》ひ」を持っていた。それというのも言語の始まりが、「三柱の造化之大神《ぞうかのおおかみ》の、最も霊《あや》しく妙なる大御徳」のもとに、天地と共に成ったものだからである。世界が成り立ってきた創世の過程と同時に、文法も生成してきたと言うのである。原初の太虚から「一つの物」が生じ、天・地・月（黄泉）と成り立ったのに相応して、一つの音《こえ》から体言《ゐことば》・用言《はたらきことば》・助辞《てにをは》の三つに分かれたといった具合だ。

直助の言う古にかなった言語とは、天地創成と同じ発生過程を構造化した言語のことだった。コスモロジーの内在する言語である。それが「自然の格」ある文章だった。直助の国語学の目的は、そのような言語に復古することだったのである。

「自然の格」ある文は、文字通り自然現象とパラレルな構造を持つ。昼夜で一日、朔《ついたち》から晦《みそか》で一ヶ月、春夏秋冬で一年であるのは、「天地の一篇の文」である。これを文章に移せば、「日は言なり、月は句なり、春夏秋冬は章、年は篇なるべし」。そこで、朔と晦を「起り結びとして、句の法とし」、春夏秋冬を「起り、進み、成り、収るとして、章の法となす」など、文章を書くうえで自然界の現象に一致する法や活機《はたらき》を得る必要を説いた。「是を、天地に本ける文の格とすべき」なのである。

本居宣長は『古事記』を、意《こころ》と言《こと》と事《こと》との一致している書だとした。古の人々の言語はそのようなものだったと考えた。言語に「自然の格」を復古することは、意と言と事との一致した言語にすることでもあろう。そのために直助は、文章の構成が自然現象と一致するような法を考えた。また文を読む区切りの位置によって意味が違ってしまうことがあるので、「句読の法」を説いた。[※19] こうした法を得ることで、意と言と事との一致した古の皇国の言語に近づけると考えたのだ。

善悪を定める「人の道」

古の皇国は、言語のユートピアだった。「天地の法」のままに、人の賢しらによらない「自然」な言語が用いられた世界だ。それは国学者に共通する史観だが、たとえば本居宣長と直助とでは考え方がずいぶん違う。

直助は古の言語の法さえ得れば、文章に「自然の格」が備わると考えた。しかし宣長の『排蘆小船《あしわけおぶね》』は、偽り多い今の人が意と言との一致した歌（有心の歌）を詠むことは不可能だとする。ただ偽って古のような歌をまねて詠み暮らすことによって、いつしか心が古風に染まり、古のように意と言の一致した歌を詠めるようになると論じている。それは心を古の美意識に染めることではあっても、矯正することではなかった。悪意は悪意のままに表出すればよいのである。宣長は教条的な道徳のおしつけを強く拒絶する。対して直助は、道徳に従って人は生きるべきだとした。

宣長は『古事記伝』で、悪事が生ずることじたいが禊《みそ》ぎの始まりであり、禊ぎ祓われて善事に転じ、善事はやがて悪事に転ずるという善悪の交替を繰り返しながら、より善くなっていくという「神代の理」を説いた。悪は善に転ずるものだから、人には絶対的な善悪は判断できない。したがって社会に悪しきことがあっても、いきなり大きな変革はなすべきでないと考えた。若き日の医術修業時代にも宣長は、薬は病を治すものでなく、おのずから治ろうとする身のうちの働きを助けるものと主張している。[※20]病を排すべきものとはしないのである。この考え方は一貫していた。

直助もまずは同じように、善事と悪事とが交互して起こるものであり、善いと思ってしたことが後で悪しき事態を招くこともよくあるとはしている。だが、それゆえに真の善、真の悪は「心を潜め思ひを深めざれば、審明《つばらか》に弁別《わきため》難くなむ有りける」※21とする。深く考えないと判別が難しいということは、人にも判別できるということだ。ただし、それは難しいことなので、「造化の神の御意として、天地と共に人の道を立て」たのだと言う。その道にしたがえば、心は正しく、おこないは善くなる。判断の基準とすべき「人の道」が、神から与えられているとするのである。

その「人の道」の主軸は、敬神、忠孝、尊皇、愛国に置かれた。また、言葉を慎み、行いを正しくし、他人と争論せず、家を治め、身を修め、国を富まし、大君の大御代の栄えるように勤め働くなら、それを大君も皇神も愛でるので、顕界では幸福になり、幽界に入れば安楽を得ると、御利益も説いた。一方、道に外れた者は、妖魅邪神の集まる魔界《まがもののよ》で日に三度、熱の苦患《くるしみ》を与えられるなどと、死後の罰も説いている。

古医道には、他者の身の体験を診てそれに働きかけるという往還と、その経験から育まれる術とがあった。だが、ここには一方的で教条的な姿勢しかない。宣長風に言えば、もののあはれを知らぬ者の態度であろう。

むろん直助が古医道を普及しようとしたのも愛国心を涵養するためだったのだから、

目的は一貫していた。

『諡号考《しごう》』では、古代に行われた諡号が早くに漢風に移って仏式になり、古風が忘れられたことを惜しんでいる。仏教による葬儀や、それ以上に仏教式の諡号、つまり戒名を授けられていることによって、多くの人が死後には仏になると思っているからである。そこで神道の諡号の復活を考えた。そうすれば、亡き父母の霊は神になると思うようになり、民は「神孫にして神国の民たることを覚悟」するに違いない。

このように直助は、皇国民としての自覚と愛国心を涵養するためにはどうすればいいかを考えつづけた。そのために現世利益も説いたわけだが、それがただの方便でなかったことは、説明に古医道の身体観が援用されていることからもうかがわれる。たとえば『教典十二章』では、魂の養生を説いている。

魂は「心情の本、生命の根」であるから、よく養い保たねばならない。それにはまず鎮魂の祭が大切だが、またそれとは別に「魂を養ふ法」がある。

それは、「平常に、天地の道を守り、惟神《かんながら》の道に従ひ、人とある道を行ひ、人にも恥ぢず、神にも恐れざるばかり、身の行を正くすること」であった。養生というより信仰による道徳を説いているようにしか見えない。だが、そうすれば気が平らかになり、気が平らかなら、心もおのずから平らかになり、心が平らかなら、魂もまたおのずから安らかになって、魂が安らかなら、「気血剛健《ほのけちしおすこやか》なるべく、気血剛健ならば、外邪も入る事能《あた》はず、内毒亦発動《おこる》ことなく、身体安く平らにして、世の長人世の遠（達？）人」でいられるのだと言う。

もし、この養生にもとるなら、つまり惟神の道にそむき、身のおこないが悪ければ、これとは逆の成り行きで、「内よりも外よりも病発り」、帝や神明によって罰せられ、ついには命尽きることにもなりかねない、と脅すのである。

宗教家が信仰にからめて病や健康を説くことは珍しくもないが、直助の理屈は、魂から発する火気が全身を巡るという古医道の考えと一体になっている。直助は古医道の身体観を神道説として深めるように考えつづけていたようだ。神職としての活動は、古医道からの延長として、より広範な活動としてなされたと言ってもいいのだろう。もはや他者の身から受けとる体験を前提にもたず、教条的でしかなくなって、古医道にあった魅力は失われてしまったと思うが、直助は多くの人々から神のごとく尊敬され、穏やかな日々を送った。多忙ではあったが、もはや「多難先生」ではなくなったのである。

大山の改革

権田直助が移り住んだ神奈川県伊勢原市の大山は、かつて雨降山とも呼ばれ、風神、雷神の宿る山として古くから信仰されてきた。阿夫利神社は『延喜式』に名のある古社である。神仏習合によって修験道の聖地となり、山頂にある御神体の巨石（磐座《いわくら》）を「石尊《せきそん》大権現」と称するようになり、中腹に大山寺を設けて不動明王を祀った。

川島敏郎『相州大山信仰の底流』によれば、徳川家康は、小田原北条氏を攻めたときに北条についた大山の修験集団に悩まされたこともあって、大山の大粛清をおこなったという。その一つが、大山寺の山内から修験勢力を一掃すべく、修験者の山内居住を禁じたことだった。山内に住めるのは、別当を中心とする僧坊十二坊の学僧だけになった。下山させられた修験者たちはやむなく十二坊の配下となるが、対立することも多く、やがて修験勢力は衰え、代わって御師《おし》が活躍するようになった。

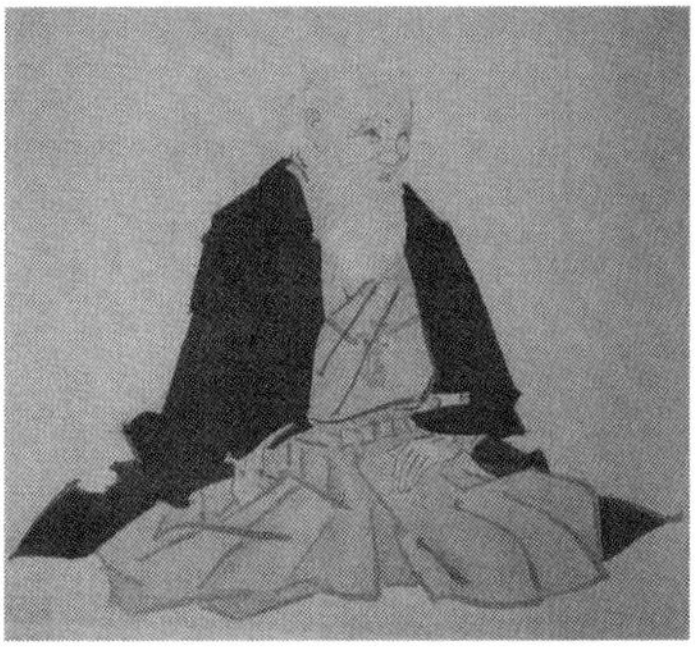

大山阿夫利神社に残る権田直助の肖像

江戸中期には庶民の遊興としての寺社参詣が盛

んになり、江戸では距離も遊山にちょうどいい大山詣りが人気になる。御師たちは宿坊や土産物屋を営んだので、麓に広く門前町が形成され、参詣者の勧誘、案内、宿坊での世話、また御札を配って檀家廻りをするなど、幅広い活動で大山詣りの人気を支えていた。水神、農業の神として信仰されていた阿夫利神社は、病気治癒、商売繁盛といった御利益で都市民の求めに応じていく。

川島敏郎によると、幕末の大山では十二坊と御師たちとの間に激しい対立が生じた。御師たちがこぞって神祇伯白川家や平田家に入門していくが、それを阻止しようとする十二坊との軋轢が険悪なものになっていったのである。やがて東征中の西軍に御師の代表が祈禱神璽《しんじ》を献上しに行くと、参謀の林玖十郎《くじゅうろう》と西郷吉之助から兵三千人を出すよう要請される。そこで草莽の部隊「神祇隊」を結成し、そこから選抜された血気盛んな者たちが江戸に駐屯して「徽胡隊《ちょうこ》」と命名された。江戸の治安が落ち着くと、神祇隊、徽胡隊は豆相監察に属する探偵掛や、小田原監察に属する小田原城番兵・小田原城後詰などに任命されたという。

このような情勢のもとで僧坊が主導権を保つことは難しくなったが、神仏分離令によってそれは決定的になる。僧坊は廃され、御師たちはみな神職である禰宜《ねぎ》となった。ところが、ここで神職の等級分けをめぐって四分五裂の争いが起こる。神祇隊のなかのおもだった者たちが勤王を騙って金財を収奪していたとの告発がなされたり、最高位である神主となったのが別当の息のかかった者であることへの反発があったりと、状況は危機的だった。それでも例大祭の執行のための一時的な合意形成などを経て、なんとか示談にこぎつける。

かろうじて争いは治まったものの、いまだ組織は不安定だった。そこに直助が招かれたのである。組織の立て直しを期待されてのことだったろう。

直助はそれをやりとげた。社格を郷社から県社に昇格させ、新たな大山講として「報徳集成大山敬神講社」を結成する。その規則を制定して、先導師（御師を改称）の規律を強化し、講の結束を図り、神社の理念を敬神、尊皇、愛国へと方向づけた。また盛んだった神楽舞に、奈良の春日大社で再興された倭舞・巫女舞を導入し、定着させた。復古の一環である。

歌舞音曲の復古には、国語の復古に通ずる思いがあったと思われるが、音曲は直助の好んだことでもあったようだ。『詳伝』によれば、直助には「音律を解するに、天才」があり、さほど練習を積んでもいないのに、「俗曲をあやつり、常磐津節をうたひ、長唄をうた」った。謹厳な佇まいの老人が興に乗って艶やかな声で歌うところは、「硬軟の対照、極めて奇妙」だったという。意外な一面だ。

『詳伝』は、この才能があってこそ『神教歌譜』ができたとする。祭儀や葬儀のさいに、また式の後で皆で歌う「神教歌」の譜を集録した書である。「歌をうたひて、神慮を慰め、幸福を祈り、霊魂を慰め、冥福を得しめんとする」には、必ずその法がなくてはならぬと、さまざまな機会のためにふさわしい歌を古典から選び、節をつけ、笏《しゃく》拍子《びょうし》、和笛、鞨鼓《かっこ》などの楽器の拍子を記した歌譜を、直助は数多く作った。教訓のための歌も多い。弟子の萩原正平による序文は、「世の人皆をいざなひ導」いて「敬神の心を起さしめ、愛国の志を立たしむる」のに、これを教える以上の捷径《はやみち》はないと記している。

『直助翁』によれば、神教歌は大山の人々に広まり、婦人の間にはこの歌による修養団体が組織され、毎月の直助の忌日にはこの団体による修養会が催されるようになったという。大山講の結束を強めるうえでも効果があったようだ。

身を通しての教化

歌による教化は、仏教やキリスト教にならったのかもしれないが、「活体《いけるみ》」へのアプローチを求めた直助にはふさわしい方法だったように思われる。「自然の格」ある国語によって神への崇敬や教訓を詠んだ歌詞を、我が身から発して、みずからの思いのごとくになす。その歌い方もまた、古式でなくてはならなかった。歌譜はそのための「法」を記したものだ。古医道は説かずとも、なお身を通じての教化を直助は重く見ていたのだろう。

神職者の養成でも、それは重要な課題となる。直助は、神職の祭式作法を、着衣や坐法、歩法などの基本から、葬儀式、婚姻式、誕生式の式次第まで詳細に体系化した。神道事務局のための仕事である。

明治五年に教部省が神仏合わせた教導職の道場として設けた大教院が、仏教側の反発から明治八年に解散すると、神道側は自立をはかって神道事務局を設立したが、それも祭神をめぐる論争から分裂し、明治十五年（一八八二）に神道神宮派、大社派、扶桑派、実行派、大成派、神習派が事務局から離脱し、独立する。神道事務局はこれに対抗して、神道人の育成を目的とする皇典講究所を開校するが、直助はその委員となり、文学部教授に着任する。國學院大學の前身である。

伊勢神宮や出雲大社ではそれぞれの教典や祭式、儀式についての典籍を編成、制定しており、神道事務局は以前からそのことを問題としていた。そこで初代管長の稲葉正邦は直助に祭式作法の調査、制定を依頼する。

その研究は、明治十九年に『祭典習礼私記』『祭典習礼小言』、二十年（一八八七）に『葬儀式』として結実した。『葬儀式』はその年に刊行され、三十三年（一九〇〇）になって『祭典習礼小言』に頭註と図を付した『頭註挿図　祭典式』が刊行された。『葬儀式』は、上巻で式次第と作法を詳細に記し、下巻で制定根拠の考証を記しているが、さらに別記、付図もあるという充実ぶりだ。それは、辺地にいたるまでどこでも「葬儀一定の式を得しめむとしての挙」であると、凡例に述べられている。また『頭註挿図　祭典式』の神崎一作《かんざきいっさく》による緒言にも、「これまで神社教会などの、祭式の一定せざる欠を補」うためとある。一作は、この祭式や作法は直助があらゆる作法典礼を参考にしつつも、「その名称の如き、全く翁が独特の創作」であるとし、これに似た名称がすでに用いられていることがあるのは、執筆から十数年を経ており、その間に直助の門人から伝わっていったものなので、誤解せぬようにと注意している。すでにあるていど広まっていたらしい。

神道事務局は明治十九年には神社本局へと組織を改め、みずからも教派神道の一派となるが、そこでの祭儀礼典はすべて直助の制定した作法にしたがってなされたという。

直助が制定した祭式作法は明治三十六年に、実習しながら学ぶための学習テキストとしても編まれ、神道教師講習会から刊行された。衣服や冠、烏帽子《えぼし》の着け方、笏、中啓（末広）の持ち方や扱い方に始まり、坐法（正坐法、着坐法、立坐法）、歩法二十七法、膝歩法十四法といった基本的な身の所作、さまざまな場面の手順、式次第などが詳述されている。「祭式作法」「婚姻式」「誕生式」で一冊、「葬儀式」で一冊の二冊構成である。

この『葬儀式』の例言には、「現今神葬の儀式は孰《いず》れもこれに本《もと》つかないものはない」と述べられている。また昭和九年（一九三四）刊行の神崎一作『神道六十年史要』には、直助の制定した祭式は「後年一般神社教会に行はれる式典の模範となつた」とある。

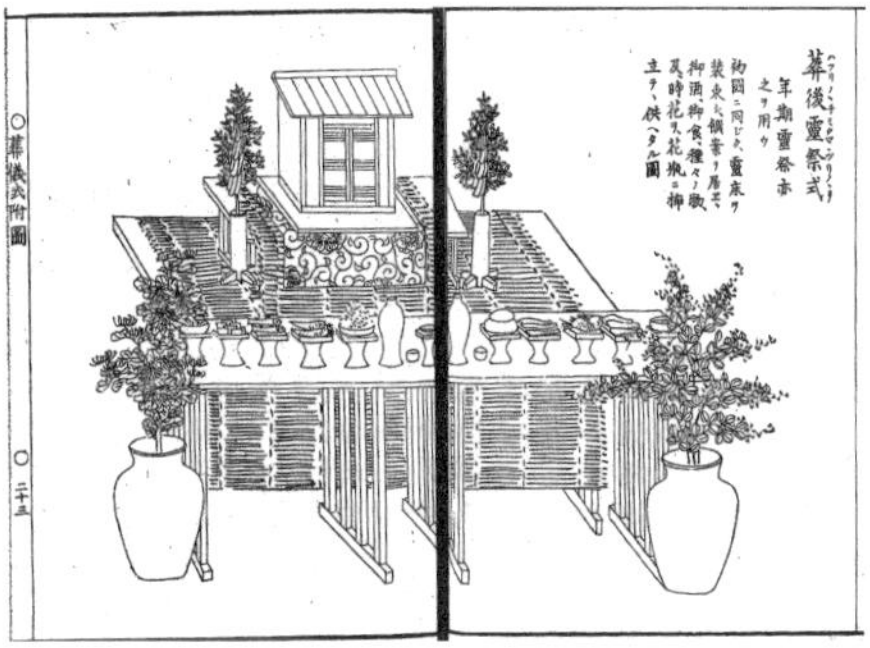

権田直助『葬儀式』より、祭壇の様子を描いたもの

神葬祭は古代に絶え、婚姻式や誕生式は新しく始めたものだから、教派で独自に制定したところはあったにしても、ほとんどの神社にはこれらの祭式の伝承があるはずもなく、この「模範」に拠るところが多かったのは当然だろう。「婚姻式」の例言には、「土地の習慣もあり、又家々の都合で、到底一定することは出来ぬによつて、最実地に行はれ易いのを選んだ」とある。習慣にあわせて融

通しやすい形にして、全国で受け入れられやすくしたのだろう。

皇国民を導くべき神道教師の身の立ち居振る舞いを同じ作法で揃え、神社の祭式を共通なものにするための教本作りが、直助の最後の大仕事となった。神職に限定された事柄なのであまり目立たないが、もしかしたら直助が後世に与えた影響では最大のものだったかもしれない。

『葬儀式』をまとめあげた明治二十年に、直助は亡くなった。七十九歳だった。最期までみずから処方した薬しか用いなかった。大山周辺の山野を散策すると、薬草を採取してきては昔から作ってきた標本に加えていたという。医薬についても研究心は衰えていなかったのかもしれない。討幕運動に奔走していた頃は病がちな痩身で、傍目には痛々しいほどだったのが、大山に来てから壮健になり、七十一歳で伊豆の三島神社の宮司を兼任してからは箱根の難路を徒歩で平気で往来して、若者をしのぐと人々を驚かせたという。みずからの壮健さで、古医道の確かさを証明していたとも言えようか。

三　漢方医の生存闘争

浅田宗伯は変わらない

浅田宗伯は生涯、徳川時代と変わらない暮らしを続けた。剃髪をやめなかった。馬車にも人力車にも乗らず、駕籠で往来した。駕籠は明治になってじきに廃れたので、路上で駕籠を見れば宗伯先生の往診だとわかった。洋服、洋書は門人にも禁じた。算数を嫌い、酒に酔うと間違った九九を唱えてみせたという。なまじ計算などできると金銭を求めるようになるから、医者は計算できないほうがいいと言うのだ。金に余裕があればすべて書籍の購入にあて、蔵書は数万巻に及んだが、洋書はもちろん、その和訳書も読まない。

ところが漢訳書、あるいは西洋人が漢語で書いた書であれば読んだという。西洋の知識そのものには無関心でもなかったようだ。そして西洋の「一種の偏僻せる感情より発したるもの」としてではあったが、器械には優れていると認め、その「長を取り短を補うべし」とし、「和胆洋器の説」を主張した。※22

つまり、必ずしも西洋のものを全否定したわけでもなかったのである。だがその主張と、人力車をも拒絶するような宗伯自身の生活とは矛盾しているようでもある。

この宗伯の態度について、『浅田宗伯翁伝』の著者、赤沼金三郎は次のように述べている。

> 終始排外攘夷的の形を装ひたる所以は何ぞや。余は敢《あえ》て断言するに憚《はばか》らず、これ翁の剛情なるに由《よ》れりと。

剛情ゆえだったとは身も蓋もない解釈だが、もともと西洋医への対抗意識が強かったところに、外国と手を組んだ謀略で幕府が倒されたと思い、西洋かぶれの軽薄な者たちが世を謳歌していると世情を憂いていれば、自分だけでも時勢に逆流せんと意地を張り通したくもなろう。しかも新政府のもとで権力を握った西洋医たちは、漢方医を撲滅しようとしていた。維新の後でこそ、宗伯ら漢方医にとっての死活を賭けた闘いが始まったのである。

その闘いの中心に宗伯はいた。

漢方医の闘い

明治七年（一八七四）の調査では、全国の医師の総数は二万八千二百六十二人で、そのうち漢方医は二万三千十五人、つまり八割以上を占めていた。※23

さすがにそれだけの医者をいきなり廃業させるのは無茶なので、すでに開業している医者は無試験で免許されたが、新たに開業する者は、物理学、化学、解剖学、生理学、病理学、薬剤学、内外科の試験に合格しなくてはならないとされる。明治八年二月に文部省から東京、京都、大阪の三府に、翌年一月には全国の各府県にも内務省からその旨が布達された（衛生行政を所管する医務局が、明治八年六月に文部省から内務省に移管された）。漢方医にとって存続の危機である。

明治八年九月十六日、宗伯をはじめ六人の漢方医が会合した。後に「漢方六賢人の会合」と呼ばれるこの集いで、「漢方六科」が編纂された。西洋医学の試験科目と同じ分野が漢方にもあると示して、漢方医のための開業試験を別に設けるよう政府に働きかけることにしたのである。「理論闘争時代」の始まりだった。むろん政府は応じない。

この頃から宗伯は続々と多くの著書を刊行し始める。それも西洋医学との対抗を意識してのことだっただろう。

明治十二年（一八七九）二月、内務省は「医師試験規則」を布達し、試験問題を内務省で作成して各府県に送付することにした。府県によって難易度がまちまちだったのを一元化したのだが、レベルが高くなり合格率は大きく下がったという。漢方医の子弟にはいっそう不利になったと言えるだろう。

同年三月、宗伯らは、皇漢医学の啓発機関として温知社を結成する。宗伯は幹部として、また二代目社首として中心的役割を担った。明治十三年正月に温知社の幹部が浅田邸に集合したとき、幹部らはみな烏角巾《うかくきん》という頭巾をかぶっていたという。矢数道明『近世漢方医学史』によると、それは「陶淵明など世に納れられない隠者が、山にかくれて被った帽子」で、宗伯はそれを「中国の学者で、患者であり、心の友でもあった黄遵憲《こうそんけん》より贈られ、大いにわが意を得たりとして、当時の権力者に対する反発の示威運動として、この烏角巾を温知社幹部にすすめ、自らもこの烏角巾を着けて宮中にも参内していた」という。

宮中に参内したのは、明治十二年八月三十一日に誕生した明宮《はるのみや》（後の大正天皇）の診療のためである。明宮は、全身の発疹や腹部の痙攣、嘔吐などで命も危うくなり、宗伯らに治療が命じられた。それまで西洋医の侍医団が診た親王や内親王がみな夭折していたので、漢方医に委ねることにしたらしい。宗伯は参内するとき、つねに白無垢の下着を着用し、短刀を懐にして、万一の場合にはその場で自決する覚悟で臨んだという。その一方で、陰に陽に反対派による妨害もあり、心労はやむことがなかった。いつ、どこでのことかはわからないが、矢数道明によれば、「供応の酒の中に毒を盛られ、予め吐剤を用意していたので、秘かにこれを吐き、危うく難を免れた」こともあったという。

決死の覚悟をしていた宗伯は、劇《はげ》しい薬をも用いて、危篤状態にあった明宮を回復させた。危険な事態は何度もあったが、明宮は明治天皇の子でただ一人、無事に育ったのである。このことは漢方が洋方より優れている証だと、漢方医たちを大いに勇気づけることになった。

温知社の活動は全国に広がり、明治十三年には分社が十八ヶ所に設けられ、十七年までに四回の全国大会が催された。他にも、京都に賛育社、熊本に春雨社、愛知に博愛社が結成され、連合しての活動も行われている。愛知専門皇漢医学校や和漢医学講習所（温知医学校）なども開校し、教育にも力を入れた。

こうして漢方医の活動が盛りあがっていたさなかの十六年十月、突如として「医術開業試験規則」「医師免許規則」が出され、漢方存続の道は閉ざされてしまう。衝撃は大きかった。

だが運動は終わらなかった。東京温知病院など漢方の病院を各地二十八ヶ所に開設し、治療の実績によって世間からの支持を得ようという、「治療闘争時代」に入ったのである。

春雨社八人組の来訪

熊本の春雨社では、試験規則などが出されたその日に、新築校舎が落成して開校式を挙行していた。社員は八百名におよんだという。青天の霹靂だったろうが、むろんそれで諦められはしない。

明治十七年、衛生局長の長与専斎が九州地方の巡視で熊本に来たとき、春雨社の社員が宿所に押しかけて漢方の存続を激しく迫った。専斎はあまり論戦は得意でない。試験制度の改正は認めなかったが、代わりに九州漢方医団に国庫から年々補助金を出すという約束を書面にして渡し、窮地を脱したという。それから数ヶ月後、その約束の履行を求めて、九州から次々と漢方医団体の代表たちが上京してきた。[※24]その一党を石黒忠悳は「春雨校の八人組」と呼んでいる。八人組は専斎に約束の履行を求め、それができぬなら試験規則改正をと迫った。匕首を懐にして来る者までいたという。

そのうち専斎では話にならないとみて、山縣有朋内務卿のもとへ談判に向かう。すると有朋は石黒忠悳のところへ行けと、たらい回しにした。

忠悳は、皇漢医道御用掛を解散させた後、文部卿になった大木喬任の腹心の書記官が大木の権威を笠に着て東校の職員を侮蔑的に扱うのに我慢ならず、「猛烈に楯突いた」ために罷免されている。それで宮仕えに嫌気がさし、洋行しようと準備していたところを、兵部省の軍医頭だった松本良順から兵部省入りを説得された。兵部省には良順のかねての主張である医官の職制がまだなかった。その創設を忠悳に一任したいと言う。宮仕えにうんざりしていた忠悳だが、良順の胸を開いた説得の態度に感動し、心機一転、要請を受け入れる。藩閥の縁故で採用された薩長土肥出身の医官が多かったのを淘汰し、さらに試験して実力で採用や階級を決めた。強い反発を受けたが断行した。八人組がやってきた頃は、陸軍軍医監、軍医本部次長などの役職にあった。

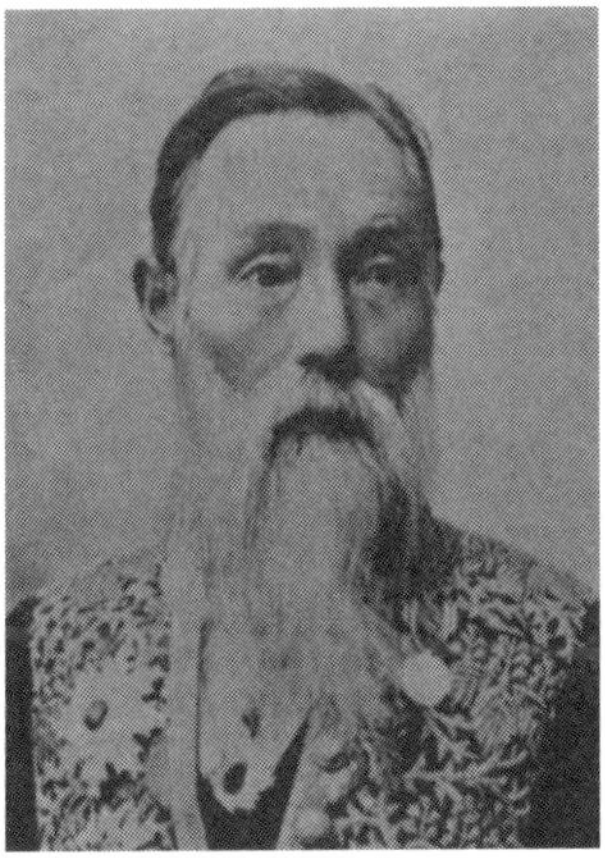
長与専斎（国立国会図書館・近代日本人の肖像）

忠悳は論戦はお手のものだった。『懐旧九十年』によれば、八人組がやってくると、いきなり「諸君が漢方医学を本当に心から信じているのか、私には疑わしい」と突きつけた。キリスト教の宣教師は、支那へ行けば支那の習慣に従い、髪形も衣服も同じくし、言葉も学び、四書五経を読み、そのうえで道を宣伝する。諸君も本当に漢方医学を信じているなら、我が国の制度として医師免許の試験が定まっている以上、それに合格してから存分に漢方で治療すべきではないか、というふうにやりこめてしまった。

そして話すうちに打ち解けて、やがて懇親会を開こうということになる。

槍の御馳走

明治十七年十一月十八日、漢方医が西洋医を両国の中村楼に招待し、懇親会は開かれた。漢方側は温知社の幹部らと春雨社の社長および分社長、西洋医側は長与専斎、石黒忠悳、長谷川泰はじめ多くの大家が出席した。

忠悳は、「この席へは『漢方医界の龍』と言われた浅田宗伯老も出席し、互いに杯を挙げたのです」と、いい宴会だったように述べている。これで春雨社の連中を帰国させ、専斎から手腕を讃える書を贈られたと記しているので、忠悳からすれば確かにうまくいったのだろう。
だが深川晨堂『漢洋医学闘争史』は、この懇親会は結局、「綜合的協議的観念は微塵地を払つて空しく、漢洋両派は弥《いや》が上《うえ》にも分離の溝を深めた」と、失敗に終わったことを記している。漢方側からすれば実りはなかった。そればかりか、宗伯が駕籠で帰る途中、湯島切り通しにかかったところで「怪漢」に襲われたという事件をも記している。槍先が宗伯の鼻先をかすめて突き抜け、すかさず宗伯が槍のけら首をつかむと、襲撃者は槍を捨てて逃げ去った。襲ったのは天皇の侍医の岩佐純の手の者だと噂されたという。「宴会帰に槍の御馳走――劇的光景を展開して、此会合は有耶無耶《うやむや》に了《おわ》つた」と、散々な結果であったように記している。

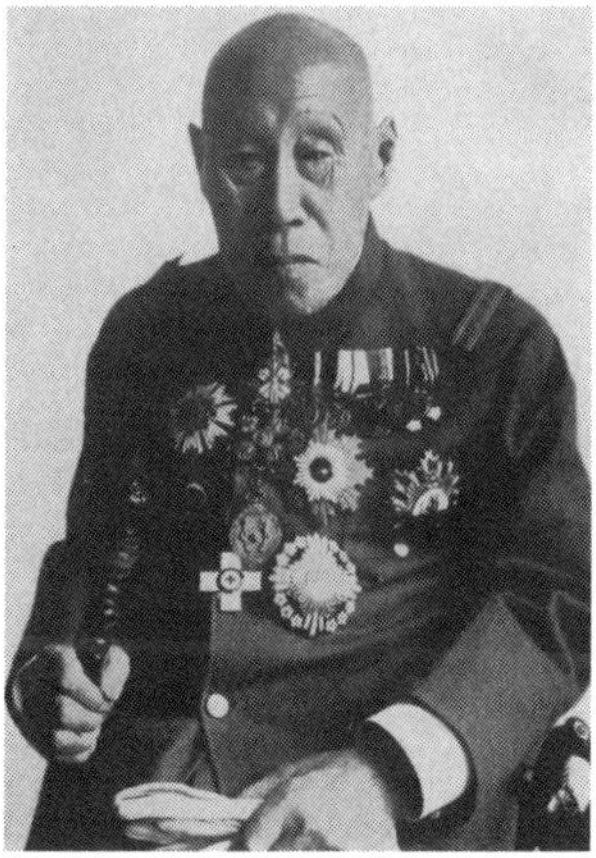

石黒忠悳の肖像
（国立国会図書館・近代日本人の肖像）

ただし、岩佐純は明治十七年四月二十日に横浜から欧州へ出発し、帰国したのは翌年五月二十六日だから、[※25]黒幕ではありえなかった。懇親会に出席していなかったので、洋行していることを知らない者が怪しんで噂したのだろうか。あるいは明治二十一年（一八八八）に明治天皇の第五皇女、久宮《ひさのみや》静《しず》子《こ》内親王《ないしんのう》が危篤になったとき、岩佐純と宗伯とが治療をめぐって争い、結局、岩佐純が担当したが助けられなかったということがあったので、その後で両者の因縁にからめた噂が生じたという可能性もありそうだ。ただ、この暗殺未遂のことは他の文献では今のところみつけられていないので、少なくとも大騒ぎになるようなことはなかったのだろう。

それから十日後の二十七日に、今度は西洋医側が漢方医たちを芝の紅葉館に招待した懇親会が催され、宗伯も出席している。十二月五日付の服部政世（甫庵《ほあん》）宛の書簡で宗伯は、この懇親会で「大酔談」したところ、漢医道の保存について衛生局長が「承諾」したと書いている。[※26] きっと専斎は、熊本で春雨社の面々にしたように、「大酔談」する宗伯に適当に調子をあわせていたのではなかろうか。

政府は漢方での治療を禁じはしなかった。ただ、滅びてゆくのを待った。世代交代を待っただけでなく、漢方医の西洋医学への転換をうながすことも積極的に行っている。

明治九年に長谷川泰は、東京府知事の楠本正隆から東京府傭医に任ぜられ、東京府病院長と東京府衛生課を兼務し、東京府の医事行政全般に参与した。そのとき漢方医への対策として、六大区と数十の小区に分けられていた東京の区分ごとに会を催し、医師は流派を問わずその会で西洋医の講義を聴聞することを義務づけている。漢方医も西洋医学を学べば、その優秀さに気づいて転向するはずだと考えたのだ。実際、宗伯の古参の門弟だった原履信《はらりしん》が西洋医学を学んで開業試験に合格、宗伯から破門され、後には警視庁の検疫医になったということを、山口梧郎『長谷川泰先生小伝』はその方策の成功例としてあげている。この会は三年間続けられたという。

明治十二年には、「漢洋病名対照表」が発布された。漢方医が洋方に切り替えやすいように、病名という概念による重ね合わせが行われたわけだが、病名による分類じたいが漢方、とくに古方派にすれば異質な身体観、疾病観に基づいている。それを両者に共通するかのように対照させることがすでに洋方の概念枠を基本としているから、比較対照すればするほど、漢方の意味は薄れ、洋方が確かなものに見えるだろう。十六年には、ウィルヒョウの細胞病理学に基づく分類による病名が制定される。こうして「漢方的な色彩は次から次へと洋方をもって塗りつぶされていったのである[※27]」。

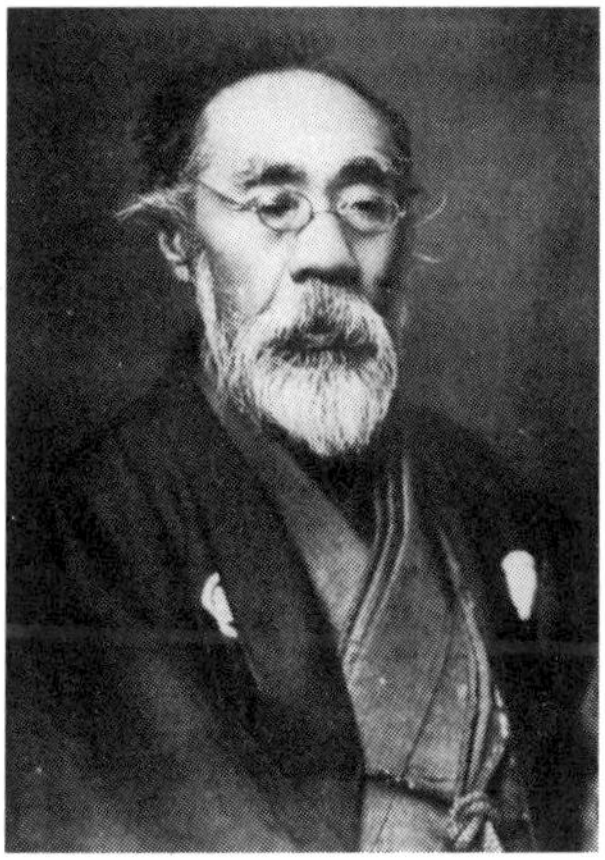

長谷川泰
（国立国会図書館・近代日本人の肖像）

存続運動は停滞し、有力な漢方医たちは高齢ゆえに次々と他界してゆく。もはや先がないとみて廃業する者も増えてゆく。

温知社も、廃業による退会者や経営不振による会費未納者が多くなって立ちゆかなくなり、明治二十年に解散した。運動の火はほとんど消えかけた。

漢方撲滅の論理

だが運動は再燃する。明治二十三年の帝国議会の開設を機に、和漢医師開業免許の請願運動が息を吹き返したのだ。漢方医たちの「議会闘争時代」が始まった。

西洋医側も反応し、二十三年四月一日に京橋厚生館で開催された第一回日本医学会で、長与専斎、松本順（良順）、長谷川泰が洋学を鼓吹《こすい》し、漢方抹殺論を唱えたという。

漢方医側は請願運動のために帝国医会を結成し、四月十五、十六日に浅草鷗遊館で第一回帝国和漢医総会を開催している。

国会で議論が始まったのは明治二十五年の第三議会六月十一日からで[※28]、論点はむろん、漢方医学の試験を別立てに設けて漢方医を存続させることの可否である。

議員には改正案に賛同する者も少なくなかったから、西洋医側も安穏とはしていられなかった。二十五年十月二十日、華族会館に貴族院議員を集め、石黒忠悳が「古医方を以て現今の医師となすことを得ず」と題した漢方排撃の演説を行う。講演内容を小冊子にもしたというから、きっと議員はじめ要路に配布したのだろう。このときの忠悳は、軍医学校長、陸軍軍医総監、陸軍省医務局長などを務めている。

この講演の草案が、竹山晋一郎『漢方医術復興の理論』に掲載されているが、当然ながら、漢方医学を激しくおとしめる論説である。忠悳は、自分が最初に和方、次いで漢方を学び、それから洋方を学んだという自身の経歴を述べ、ゆえに「小生の所論は偏僻ならず」との自信を示してから、次のように本題に入った。

偖《さ》て医学は、昔時に在りては単に療病の小方技と思ひ居たるも、現時に於ては実に国家経綸《けいりん》に欠くべからざる具にして、療病は全く其一部分たるに過ぎずと云ふことを土台にせざれば、医学を談ずること能《あた》はざるなり。

今昔の医学観の違いが問題なのだ。医学は治療するだけのものではない。統治の道具なのである。忠悳の主張はこのことに尽きると言ってもいい。

忠悳は、和方と漢方を区別せず旧医方と呼び、交通繁多なこの時代に旧医方を墨守していては勝ちを制することができないと言う。医学には「衛生」「法医」「療病」の三要素が必要なのだが、旧医方ではそれらに十分に役立たないからである。

まず衛生は、古代にもなかったわけではないが、「力を神仏に借り、或は摂生を道仙に求め、一に一身の長寿を謀《はか》る方法、それも甚だ不確実な長生法」でしかなかった。なので「今日の世に取りて、以て国家を益すべきの方法は殆どなきなり」とする。

法医は、検死や精神鑑定など裁判に必要な判断を下す医学である。それも形式的にはないでもなかった。だが、いずれも「浅薄外見の事のみにて、理化学を応用して」疑いを細部まで細かく判定するものではなかった。

療病は、旧医方が自信を持っているところだからと、やや詳しく論じている。だが、漢方も学んだというわりには内在的な理解は見られず、漢方医が金科玉条とする『傷寒論』は熱性病に限定された書でしかない、漢方には解剖も生理学もない、古代の方は現代には通用しない、などというていどの批判ばかりである。西洋医学を基準として、それが漢方にはないとするのみだ。

その後、漢方支持者からの反論を想定しての意見が続く。その内容はさておき、しばしば「国家の益」「経国の急務」という言葉が見られる。漢方ではそれに不足だということが要点であり、アピールすべき点だった。

だが存続の支持者には、たとえ漢方に不足な点があっても、強いてなくさなくてもよいのではないかという意見もあった。

たとえば西洋医学で治らなかった病気が漢方で治った事例があるから、漢方も一派として認めるべきだという意見である。それに対して忠悳は言う。

一万病のうち五千病ずつを治せるならそうすべきだろうが、旧方でしか治せない病は百に二、三にすぎない。それなら旧医方でなくとも、山伏の祈禱でも僧巫の加持でも、治ったという者はいくらでもいる。その多くは精神上の病であり、器質的な疾病は稀である。その希有な治験を取り上げて、統計的な証明もしないのであれば、僧巫や山伏も同じく医師とみなさねばなるまい。それは遠洋航海をするときに、汽船を捨てて和船に乗るのと変わらない。

こうして個人の体験は統計のうちに埋《うず》められ、問題にされない。国益のための医学でなくてはならないからである。

また、忠悳の言うような国益のための役割は洋医が果たすことにして、漢方での治療を望む人のために漢方医も残しておいてもいいのではないかという意見もあった。漢方が治療でも劣るものなら、どのみち淘汰されることになるだろうから、成りゆきにまかせればいいのではないかという考えだ。このような意見の存続支持者がもっとも多かったようだ。

したがって忠悳は、この考えをこそ否定しなくてはならなかった。

そのような別の道を残せば、「高尚なる学科を修め」て「真の医師」となる者が少なくなり、「容易なる旧医方を修め、劣等無学の医を増殖すること」になってしまうではないか。そうなれば医師は、「衛生、法律、軍事の用に供する事」ができず、医師でありながら国家的な義務を免れ、いわゆる「治外法権医」になってしまう。「劣等医増殖すれば、直に本邦医学の程度下降し、随《したがっ》て外国の山師医師濫入し」、国民の財貨を海外に流出させてしまうだろう。また、これまで外国に信を得てきた我が国の医学の価値を下げてしまうことにもなる。たとえば赤十字同盟に加入したことも、外国人の裁判を本邦医の診断で行えることも、その価値が認められてのことである。漢方を認めるなら、これらのことを滅却して、「条約改正に障害を与ふる」であろう。

このように漢方は劣ったものとする大前提で、外交や国家経済に与える損害を並べたて、最後に次のように言う。

自らは病のとき西洋医にかかっていながら漢方医免許の法案に賛同するような者は、「身は鋼鉄製の汽船に乗り、他は木製の和船に載せて、遠洋航海に同伴するの不仁者《ふじんしゃ》に異ならざるなり」。

法案に賛成する者は残酷だと、道徳的に責める結論で締めくくったのである。

議会闘争の終焉

明治二十五年の第三議会から始まった議論は二十八年の第八議会まで続くが、ほとんどの場合、法案を提出した議員にまるで嫌がらせのような質問や批判が浴びせられ、その議員も漢方の知識があるわけではないので紋切り型の応答に終始し、堂々巡りを繰り返してばかりに見える。議員には西洋医はいたが漢方医はおらず、この法案のための特別委員会でも漢方医の意見が求められることはなかった。二十六年二月十四日の特別委員会は、委員長が長谷川泰である。司会者が一番の攻撃者なのだ。法案提出議員の代表である山田泰造一人が、長谷川泰をはじめ衛生局長の後藤新平など、漢方を撲滅しようとしている面々から激しく攻められている。

このような情勢であっても、二十八年の第八議会では一月三十一日に第一読会を通過、第二読会が続けて行われ[※29]、僅差ながら賛成多数を得ている。しかし二月六日の第三読会で、総数一八一票中、賛成が七六票、反対が一〇五票で、否決されてしまう。数日で逆転した理由はわからないが、このときの投票が無記名とされたことが影響したのかもしれない。裏切ったと漢方医たちに知られないならと、態度を変えた議員がいたのではなかろうか。

こうして漢方医らの議会闘争は、敗北に終わった。帝国医会も解散した。

浅田宗伯の死

この決着を見ることなく、浅田宗伯は二十七年三月十六日に没している。

いつもの往診では、駕籠に乗って薬籠を机にして書を読むのが常だったが、二月十三日に、ある男爵家から迎えの馬車が来ると、それに乗って往診に向かった。理由はわからない。だが往診から帰ると、不快を訴え、翌々日になって病床につく。そして後継ぎの栖園《さいえん》を呼び、余命はあと三十日を出ないだろうと告げたという。

三月十三日、宗伯は門人に墨を磨らせ、着物を開いて、胸に「寂然《せきぜん》不動」と書かせた。

「寂然不動」とは、『易経』の「易は思うことなく、為すことなく、寂として不動、感じて遂に天下の故に通ず」という言葉に由来する。宗伯は明宮の診療を命じられたとき、成田山新勝寺の不動明王に祈願をかけて以来、新勝寺の第十三世貫主、原口默堂と親交を結び、不動尊への信仰も深めていた。六十六歳になった明治十四年に高弟たちが相談して、宗伯の寿像（生前に作る墓所）を建てたいと申しでたとき、宗伯は寂然不動尊の石像を建てるように指示している。

宗伯は栖園に「葬儀は簡単にせよ」と命じ、十六日に息をひきとった。しかし、宗伯を慕う者は多く、簡単にとはいかなかったようだ。

治療費を訊ねた者は診ないとしていただけあって、診療のおよそ七割は施療だったというが[※30]、「最窮民に施すにも、皇太子殿下に奉ると同一品の薬品を用ゐ、同一なる注意を以て、懇切に治療[※31]」したという。医を仁術と信じ、最期まで実践した。頑固者だったが、あらゆる階層の人々から敬慕された。「葬儀の日、牛込横寺町の本邸を出棺すると、近隣の商店は業を休み、店頭に香を焚いて弔意を表した」という。[※32]自邸を出た棺は、生花に造花、提灯を列ねて、和漢の楽を奏しながら神楽坂を下って、河岸通りを本郷丸山の本妙寺へ向かった。会葬者は七千人余におよんだ。「在野の一医人にして此の如きの盛式は未だ曾て見ざる所なり亦以て宗伯氏が世の敬慕を受けたるの深きを想ふべし」と、『中外医事新報』の記事さえも記す。[※33]

徳富猪一郎（蘇峰）も、浅田宗伯を「世潮の逆流に立ち、其の社会の片隅に一頭地を画したるのみならず、漢法医の残塁を墨守し、其の職業の権化となり、遂に宮廷迄も、其の感化を及ぼしたるを見て、其の人物の非凡なるを推せずんばあらず」とし、宗伯の医術がどれほどのものであったかは知らないが、人のために事業をなしたということでは「明治の一人物」と認めねばならぬと、評している。だが、「今や浅田翁逝く、恐らく漢法医も翁に殉して逝かむ。其の人亡れば、其の業熄《や》む、殊に逆流的事業に於て、其の然るを見る也」と、漢方医学については突き放す。[※34] 宗伯の「人物」は認めるが、宗伯が守ってきた漢方は「逆流的事業」にすぎず滅びて当然とするのだ。

時流に沿うて生きる者たちには共通した感想だっただろう。だが漢方に肯定的だった人々にしても、墜ちた巨星を惜しみつつ、これほどの実力ある漢方医がもはやいないからには漢方の衰滅もやむをえないと感じていたのではなかろうか。あと少し宗伯の寿命があれば、第八議会での投票結果にも違いがあったのかもしれない。

宗伯の遺体は、谷中霊園の寂然不動尊石像の下に埋葬された。

身から国民の体へ

こうして身の維新は完了した。医師が向かいあうべき相手は国家となり、人の身は国民の体になった。数えられ、測られる体となった。

医師だけでなく、学校教育や啓蒙活動などによって近代的な身体観は常識となり、誰もがみずからを国民の体として律するようになる。たとえば感染症対策に重点を置いた衛生啓蒙は、病む体に社会的責任を突きつけた。健康増進の啓蒙は、生産性の高い、社会に役立つ体であれと要求した。人も国も生存競争を戦っているとされ、体はそのための道具として評価された。徴兵検査はその最たるものだ。体を評価するのは医師だが、やがて評価のために測られた数値に誰もが一喜一憂するようになる。

近代国民国家の基礎は国民の体にある。だから近代化する以上は、人々に国民としての自覚が要求されるのは当然だった。医学はそのために大いに役立ったわけである。総力戦体制を支えるために厚生省が創設されたように、医療や保健のシステムは国民を管理するのにとても都合がいいものだった。

しかし、一人ひとりに向かいあうべき治療と、行政による国民管理とが、同じシステムをなす必要は必ずしもなかったはずだ。それを一体化させたのは、石黒忠悳の主張にあったように、医学を統治の道具にするためであり、松本良順や相良知安が望んだように、医師の社会的ステータスを高めるためだった。今は、巨大化した医薬産業の経済的な動機がこのシステムを動かしている。その内部にいる医師は、患者に向かいあうことから見いだした治療をおこなうことはできず、システムの要求にしたがった治療をおこなわざるをえない。むろん、そのような仕組みが可能なのは、体というものが原則として同じ構造体とされているからである。

つまり身の維新からの結果でもある。このシステムはグローバルに形成されてきたものだから、維新の過程だけで問い直せるものではないだろう。だが、それがこの国ではいかなる動機や経緯で始まったかを知ることは、違う道もありえたし、今もありうると思わせてくれる。まずは、自分の体とは思わず、身としての自分を思ってみるところから、なにかしら新たな方向も見えてくるのではなかろうか。

1　『日本科学技術史大系6　思想』所収

2　『医海時報』明治三十七年、連載

3　この附言は、「主意」と題された「相良家文書一」に一部が重なるが、石黒忠悳が保存していた建白書には含まれていない。その「主意」が、建白書とともに提出されるはずのものだったのか、別の意見書だったのかは不明。「相良家文書」は鍵山栄『相良知安』に収録。

4　知安がドイツ医学を採用させたとすることにはいくつかの疑問点が指摘され、神谷昭典『日本近代医学のあけぼの』は「神話」だと断じている。神谷によれば、薩長藩閥や洋医の学閥のヘゲモニー争いに絡む英・蘭いずれを採るかの対立があり、そこを無難に落着させる第三の選択肢がドイツ医学だったという。知安はその成り行きに従ったにすぎないとするのである。どの医学を採るかの対立に薩長の兵制論争と重なる国家の基本構想の衝突を見る神谷の論考は刺激的だが、知安の口述記録を完全に無視できるのかという疑問がある。明治三十七年に『医海時報』で連載された『相良翁懐旧譚』を神谷は参考にしておらず、『医海時報』大正十三年十二月八日号に掲載された田中潮洲述「相良知安」を「神話」の典型として紹介する。潮洲の元記事は未見だが、神谷の書に引用されている記事は、『懐旧譚』とはかなり違い、とくに廟議のシーンはまったく違う。ドラマティックに仕立てた小説と言ってよいだろう。田中潮洲は医海時報社の社主である。先の口述の記録者は「社員」とのみ記され、それが潮洲であったかどうかは不明だが、知安はその二年後に没しているので、このときの記録を潮洲が大胆に物語にアレンジしたものと思われる。潮洲の記事には、これは知安の口から聞いたことだと書いてあるそうだ。神谷は、それを疑う。石黒忠悳が『石黒先生昔年医談』（明治二十七年『中外医事新報』に連載）で知安について述べているのを、知安の叙勲をはかって功績を誇大に語ったものとし、潮洲はこれを膨らませたか、もし知安に話を聞いていたとしてもこれに符節をあわせざるをえなかったのだとするのである。だが『石黒先生昔年医談』の記述はごく簡単なものでしかない。やはり『相良翁懐旧譚』が元だろう。そして『相良翁懐旧譚』での生い立ちから語られた二十六回に及ぶ連載が本人の口述記録であることは疑いようがない。そこでも知安は（潮洲の記述とはいろいろ違うが）、ドイツ医学採用のために奮闘しており、細部はともかく、まるごとでっちあげとみなす根拠はなさそうだ。廟議のシーンは潮洲の創作だが、ドイツ医学採用は知安が強硬に主張したことによって実現したと考えてよいと思う。

5 「相良家文書四」
6 「相良家文書二」
7 『懐旧九十年』
8 「相良家文書三」
9 鍵山栄『相良知安』
10 阪本是丸『明治維新と国学者』
11 同前
12 落合直文「しら雪物語」（『明治文学全集四四』）
13 落合直亮「皇国男子物語」『岩倉具視関係文書』第八所収
14 「しら雪物語」
15 同前
16 『名越舎翁家集』所収、なお最初の一首は、矢野玄道の歌としても知られているが、経緯は不明。
17 『国文学柱』
18 落合直亮「皇朝語学講義」（『宮城音楽会報告（1）』に掲載）
19 『国文句読考』
20 「送藤文與還肥序」『本居宣長全集』第一八巻所収の『詩文稿』中に収録
21 『教典十二章』

22　赤沼金三郎『浅田宗伯翁伝』、椋樹庵主人（阪井弁）『明治畸人伝』

23　『医制百年史』衛生統計「医師数の推移」による。

24　山口梧郎『長谷川泰先生小伝』による。この件を石黒忠悳『懐旧九十年』は、明治十三年のこととし、専斎は試験規則改正について「そのことは、いずれなんとか詮議の余地もあるかも知れん」と応じたので、翌年に春雨社の八人組がやってきたと記している。『長谷川泰先生小伝』のほうが具体的で詳細であるだけでなく、後の懇親会との時間的なつながりからも、ともに十七年の出来事とみるのが妥当と思われる

25　保科英人「福井藩医師岩佐純及び橋本綱常履歴書」『福井大学医学部研究雑誌』一八巻、二〇一七年十二月二十六日

26　『浅田宗伯書簡集』所収。服部政世は佐野在住の名医で、宗伯と親交のあった友人。

27　竹山晋一郎『漢方医術復興の理論』

28　『漢方略史年表』によれば、最初の法案提出は二十四年の第二議会の十一月二十七日だったという。

29　帝国議会では、議案の大体を討論する第一読会、逐条的に審議する第二読会、議案全体の可否を議決する第三読会の三段階を経て決議された。

30　中山忠直『漢方医学余談』

31　椋樹庵主人『明治畸人傳』

32　『漢方医学余談』

33　「浅田栗園翁逝く」『中外医事新報』三百三十七号、明治二十七年四月五日より

34　徳富猪一郎『社会と人物』

あとがき

漢方医学はもちろん滅びてしまったわけではない。ナショナリズムの高揚などの時流にも後押しされて、徐々に復興していった。今日では、補助的な位置づけではあれ、漢方治療を取り入れている病院も少なくない。

それは漢方が近代医学の身体観と折りあいをつけたということでもある。浅田宗伯は漢方と洋方との折衷は絶対に不可能だと断じていたという。そのことも漢方医のための医師免許試験を求めつづけた理由だっただろう。ならば頑固な宗伯のことだから、現状を見ても、漢方は復興などしておらぬと主張するのかもしれない。

むろん徳川時代の漢方と違っていようと、現代漢方への評価はまた別の話で、その是非を言いたいわけではない。誰であれ現代人はみな、その断絶を共有しているのだから。

それでも、たとえ文字づらでの理解でしかないとしても、昔の医書などに見られる身についての多様な記述は面白い。それらは少なくとも、自分の身への向きあい方が今日の常識に埋没したものにすぎないことを思いしらせてはくれる。この常識が、身に向きあう研鑽の結果をぶつけあって形成されたものではなく、政治的に強引に定められたものだったことは、本書でひとまず確認できたと思う。

医療と行政の一体化が深まっている現代では、パンデミックが起こるや、一元的に国民の体を律しようとする強力な圧力が発動するが、一方で政府が空洞化しているために政策の矛盾ばかりが目立つという事態が、この数年つづいた。もはや国民の体という常識が変わるしかない時代を迎えているのだろう。変わるのはいいが、今の時流では生命工学的な発想をベースにしたものになる可能性が高い。そうなれば身の消滅である。それは勘弁してほしいと切に願う。

本書でも、亜紀書房編集部の足立恵美さんに大変お世話になりました。末尾ながら感謝を申し上げます。

田中　聡

二〇二三年一〇月一三日

参考文献

富士川游『決定版　日本医学史』日新書院、一九四一年
矢数道明『近世漢方医学史――曲直瀬道三とその学統』名著出版、一九八二年
『東洞全集』呉秀三・富士川游校定、芸備医学会編、思文閣、一九一八年
『洋学　上下』（日本思想体系六四・六五）、岩波書店、一九七六年
本居宣長「送藤文與還肥序」（『本居宣長全集』一八巻）大野晋・大久保正編、筑摩書房、一九六八－九三年
本居宣長『排蘆小舟・石上私淑言』子安宣邦校注、岩波文庫、二〇〇三年
佐藤方定「奇魂」・花野井有年「医方正伝」・浅田宗伯「橘黄年譜抄」（富士川游編『杏林叢書　上下』）思文閣、一九七一年復刻（原本一九二五年）
神崎四郎編著『権田直助集』（国学大系第二〇巻）地平社、一九四四年
『名越舎遺稿』井上頼圀編、近藤活版所、一八九九年
『名越舎翁家集』内海景弓編、阿夫利神社社務所、一八九八年
権田直助『古医道治則略注』名越舎、一八七〇年
権田直助『国文句読考』近藤活版所、一八八七年
権田直助『国文学柱』柳瀬喜兵衛、一八八五年
権田直助『詞乃経緯の図』再訂一八七五年、増補改訂一八九一年
権田直助『諡号考』立志堂、一八七四年
権田直助『神教歌譜』小西又三郎、一八八一年
神道教師講習会『祭式作法』神道教師講習会、一九〇三年

参考文献

権田直助編『葬儀式　上下・別記・付図』神道本局、一八八六年
権田直助撰述『頭註挿図　祭典式』皇学会、一九〇〇年
神道教師講習会『葬儀式』神道教師講習会、一九〇三年
金子元臣『徳育資料第二編　権田直助翁詳伝』井上頼圀閲、埼玉県教育会事務局、一九一〇年
神崎四郎『惟神道の躬行者――権田直助翁』阿夫利神社社務所、一九三七年
桜沢一昭「覚書・権田直助伝」（『東国民衆史』第四－一〇号）、一九八〇－八四年
小生夢坊『小生夢坊随筆集』八光流全国師範会、一九七三年
『草莽の志士――権田直助』（毛呂山町史料集第五集）埼玉県入間郡毛呂山町教育委員会、一九九四年
後藤志朗「『勅撰真本大同類聚方』について」（『日本医史学雑誌』四三巻一号）一九九七年）
伊田喜光監修・昭和漢方生薬ハーブ研究会編『古代出雲の薬草文化――見直される出雲薬と和方』出帆新社、二〇〇〇年
宇津木義郎編『神遺方』八幡書店、二〇〇二年復刻（原本、一九二五年）
平田篤胤「志都能石屋講本」「医宗仲景考」『新修平田篤胤全集一四巻』名著出版、一九七七年
平田篤胤『霊の真柱』子安宣邦校注、岩波文庫、一九九八年
坂出祥伸『江戸期の道教崇拝者たち』汲古書院、二〇一五年
服部敏良『江戸時代医学史の研究』吉川弘文館、一九七八年
天野真志『幕末の学問・思想と政治運動――気吹舎の学事と周旋』吉川弘文館、二〇二一年
落合直亮「薩邸事件略記」（信濃教育会諏訪部会編『相楽総三関係史料集』所収）信濃教育会、一九三九年
井上頼圀『己亥叢説　続』神習会、一九三四年
「権田直助翁の逸事（落合直亮投稿　明治会叢誌転載）」（『神道（一四）』）宣揚社、一八九三年一〇月
『松本順自伝・長与専斎自伝』（東洋文庫三八六）平凡社、一九八〇年
鈴木要吾『蘭学全盛時代と蘭疇の生涯』大空社、一九九四復刻（原本一九三三年）
『水戸学』（日本思想体系五三）岩波書店、一九七三年

『橋本左内言行録』山田秋甫編、安田書店、一九八八年復刻（原本一九三二年）
角鹿尚計『橋本左内――人間自ら適用の士有り』ミネルヴァ書房、二〇二三年
『渡辺崋山　高野長英　佐久間象山　横井小楠　橋本左内』（日本思想大系五五）岩波書店、一九七一年
青山忠正『明治維新』（日本近世の歴史6）吉川弘文館、二〇一二年
中根雪江「戊辰日記」（『史籍雑纂』第四）国書刊行会、一九一三年
安西安周『日本儒医研究』青史社、一九八一年復刻（原本一九四三年）
長谷川伸『相楽総三とその同志・相馬大作と津軽頼母』（日本歴史文学館一六）講談社、一九八八年復刻（『相楽総三とその同志』原本、一九四三年）
渋沢栄一『徳川慶喜公伝』（東洋文庫）平凡社、一九六七－六八年
徳川慶喜『昔夢会筆記――徳川慶喜公回想談』（東洋文庫）平凡社、一九六七年
塩見鮮一郎『決定版 資料浅草弾左衛門』河出書房新社、二〇一六年
塩見鮮一郎『最後の弾左衛門――一三代の維新』河出書房新社、二〇一八年
坂本辰之助『維新の烈士国学の泰斗飯田武郷翁伝』明文社、一九四四年
高木俊輔『明治維新草莽運動史』勁草書房、一九七四年
高木俊輔『維新史の再発掘――相楽総三と埋もれた草莽たち』NHKブックス、一九七〇年
有馬純雄『維新史の片鱗』日本警察新聞社、一九二一年
『岩倉公実記』（明治百年史叢書）多田好問編、原書房、一九六八年復刻（原本一九二七年）
アーネスト・サトウ『一外交官の見た明治維新　上下』坂田精一訳、岩波文庫、一九六〇年
『天璋院篤姫』（展覧会図録）NHKプロモーション、二〇〇八年
『高松凌雲翁経歴談・函館戦争史料』（続日本史籍協会叢書）高原美忠編、東京大学出版会、一九七九年
『句読点で読む橘窓書影』宮崎本草会編著、万来舎、二〇一五年
油井富雄『現代に蘇る漢方医学界の巨星　浅田宗伯』（『日本科学技術大系6思想』）医療タイムス社、二〇一〇年

参考文献

「相良知安翁口述「相良翁懐旧譚（一）－（二六）」『医海時報』一九〇四年一月二日－一〇月二二日
鍵山栄『相良知安』日本古医学資料センター、一九七三年
羽場俊秀『相良知安　医と易』佐賀新聞社、二〇一四年
石黒忠悳『懐旧九十年』岩波文庫、一九八三年
神谷昭典『日本近代医学のあけぼの』医療図書出版社、一九七九年
阪本是丸『明治維新と国学者』大明堂、一九九三年
落合直文「しら雪物語」（『落合直文　上田萬年　芳賀矢一　藤岡作太郎』〈明治文学全集四四〉）筑摩書房、一九六八年
落合直亮「皇国男子物語」（『岩倉具視関係文書　第八』）日本史籍協会、一九三五年
山田孝雄『国語学史』宝文館、一九四三年
川島敏郎『相州大山信仰の底流――通史・縁起・霊験譚・旅日記などを介して』山川出版社、二〇一六年
矢数道明『明治１１０年漢方医学の変遷と将来・漢方略史年表』春陽堂書店、一九七九年
深川晨堂輯著『漢洋医学闘争史 政治闘争篇』医聖社、一九八一年復刻（原本一九三四年）
赤沼金三郎『浅田宗伯翁伝　上中下』寿盛堂、一八九五年
椋樹庵主人（阪井弁）『明治畸人伝』内外出版協会、一九〇三年
『医制百年史』厚生省医務局編、ぎょうせい、一九七六年
山口梧郎『長谷川泰先生小伝』長谷川泰先生遺稿集刊行会、一九三五年
保科英人「福井藩医師岩佐純及び橋本綱常履歴書」（『福井大学医学部研究雑誌』一八巻　二〇一七年一二月二六日）
『浅田宗伯書簡集』五十嵐金三郎編著、汲古書院、一九八六年
竹山晋一郎『漢方医術復興の理論　改稿版』績文堂、一九七一年
中山忠直『漢方医学余談』中西書房、一九二九年
「浅田栗園翁逝く」（『中外医事新報』三三七号、一八九四年四月五日）
徳富猪一郎『社会と人物』（国民叢書）民友社、一八九九年

田中聡　たなか・さとし

1962年富山県生まれ。富山大学人文学部卒業。同大学文学専攻科修了。「歴史と身体」についての関心を中心としつつ、様々な角度からのノンフィクションを著している。著書に、『健康法と癒しの社会史』（青弓社）『陰謀論の正体！』（幻冬舎新書）『明治維新の「噓」を見破るブックガイド』（河出書房新社）、『電気は誰のものか』（晶文社）、『電源防衛戦争』（亜紀書房）など多数がある。

身《み》の維《い》新《しん》

2023年12月2日　第1版第1刷発行

著　者　田中聡
発行者　株式会社亜紀書房
〒101-0051　東京都千代田区神田神保町1-32
電話(03)5280-0261　振替00100-9-144037
https://www.akishobo.com
印刷・製本　株式会社トライ
https://www.try-sky.com
デザイン　文平銀座（寄藤文平＋垣内晴）
DTP　山口良二

Printed in Japan　ISBN978-4-7505-1820-6　C0021